医院综合管理与感染防控

主　编　董　萍　满文文　王莉莉　李　琳　孙传传　杨　莉

上海科学技术文献出版社

图书在版编目（CIP）数据

医院综合管理与感染防控 / 董萍等主编. -- 上海 : 上海科学技术文献出版社, 2024. -- ISBN 978-7-5439-9183-5

Ⅰ. R197.32

中国国家版本馆 CIP 数据核字第 20243GG645 号

责任编辑：王 珺

医院综合管理与感染防控
YIYUAN ZONGHE GUANLI YU GANRAN FANGKONG
董 萍 满文文 王莉莉 李 琳 孙传传 杨 莉 主 编
出版发行：上海科学技术文献出版社
地 址：上海市长乐路746号
邮政编码：200040
经 销：全国新华书店
印 刷：北京兰星球彩色印刷有限公司
开 本：787*1092 1/16
印 张：15.5
字 数：21万字
版 次：2024年7月第1版 2024年7月第1次印刷
书 号：ISBN 978-7-5439-9183-5
定 价：148.00元
http://www.sstlp.com

《医院综合管理与感染防控》
编委会

主　编

董　萍　枣庄市中医医院
满文文　东营市人民医院
王莉莉　枣庄市台儿庄区妇幼保健计划生育服务中心
李　琳　枣庄市峄城区人民医院
孙传传　枣庄市立医院
杨　莉　枣庄市妇幼保健院

副主编

孔子君　枣庄市中医医院
宋乐娥　枣庄市精神卫生中心
陈建水　枣庄市薛城区张范镇中心卫生院
李永娜　枣庄市立医院
朱士苓　枣庄市立医院
孙　慧　枣庄市立医院

前　言

当今这个日新月异的时代，医疗技术的飞速发展与人民群众健康需求的日益增长，为医院管理带来了前所未有的机遇与挑战。医院，作为守护生命健康的重要阵地，其综合管理水平的高低直接关系到医疗服务的质量与安全，影响着社会的和谐与稳定。因此，探索适应新时代要求的医院管理模式、方法及机制，显得尤为迫切和重要。

《医院综合管理与感染防控》一书，正是在这样的背景下应运而生。本书旨在全面系统地阐述医院管理的各个关键环节，为医院管理者提供一套科学、实用、全面的管理指南。它不仅涵盖了医院管理政策环境与医疗管理相关法律法规，还深入探讨了医院战略管理、医院感染防控、人力资源配置、医疗与护理管理、医疗质量管理、后勤保障、公共卫生管理以及循证管理等核心内容，力求构建一个全方位、多层次的医院管理知识体系。

医院感染防控，作为医院管理中的重中之重，直接关系到医患双方的安全与健康。本书特别强调了感染防控的重要性，详细介绍了感染防控的基本原则、策略措施、监测评估以及应急处理等方面的知识，旨在帮助医院建立起有效的感染防控体系，降低医院感染风险，保障医疗安全。

此外，本书还深入剖析了医疗质量管理的内涵与外延，强调了医疗质量是医院的生命线。通过介绍医疗质量管理的先进理念、方法与工具，本书旨在引导医院建立持续改进的医疗质量管理体系，不断提升医疗服务水平，满足人民群众日益增长的健康需求。

总之，《医院综合管理与感染防控》一书，是医院管理者不可或缺的参考工具书，也是医学教育、科研及实践领域的重要资料。我们相信，本书的出版，将为推动我国医院管理水平的全面提升，保障人民群众的生命健康与安全，贡献一份力量。

目　　录

第一章　医院文化

医院文化作为医疗卫生系统特有的行业文化，是医院管理不可或缺的一部分。随着医院外部的生存环境和发展环境不断发生着深刻的变化，要求医院自身发展必须与之相适应，除了不断提高医院的技术水平，自觉地开展医院文化建设也是一项具有战略性的举措。

第一节 医院文化概述

一、医院文化概念

1. 文化概念文化（culture）是人类在生息繁衍、生产劳动中改变自己、改变自然的过程中所创造的一种特殊产物。《现代汉语词典》对文化是这样定义的："人类社会历史发展过程中所创造的物质财富和精神财富的综合，特指精神财富，如文学、艺术、教育、科学等。"

在中国，文化的概念渊源已久。"文化"一词最早出现在《易经》贲卦的卦辞中："观乎天文，以察时变；观乎人文，以化成天下。"西汉刘向在其《说苑》中提到"凡武之兴，为不服也；文化不改，然后加诛"。近代也有大量学者对文化进行了研究与定义，如梁启超在其《什么是文化》中提到"文化者，人类心灵所开释出来之有价值的共业也"。胡适在其《我们对于西洋近代文明的态度》中提到文化是一种文明所形成的生活的方式。梁漱溟在《中国文化要义》中提出"以文字、文学、思想、学术、教育、出版等为文化"。毛泽东在其《新民主主义论》中也强调定的文化是一定社会的政治和经济在观念形态上的反映。

在西方，"文化"一词最早来源于拉丁文"Culture"，它主要是指耕种、培养、练习、教育等，与自然存在的事物相对应。著名的英国人类学家爱德华·泰勒在其 1871 年出版的《原始文化·关于文化的科学》中第一次把文化作为一个中心概念提出来，并将其定义为“文化或文明，就其广泛的民族学意义来说，乃是包括全部的知识、信仰、艺术、道德、法律、习俗和任何人作为社会成员而获得的能力和习惯在内的复杂整体”。虽然现在看来该含义有一定的局限性，但它为后人对文化的研究奠定了一个非常好的基础。

2. 医院文化概念医院文位（hospialcuure）是社会文化中的一种亚文化，它是随着企业文化的兴起逐渐在医疗界被提出来的，是一种带有鲜明行业特点的文化。医院文化是指处于一定经济社会背景下的医院，在长期医疗服务过程中逐步形成和发育起来的日趋稳定的独特的价值观和医院精神，以及以此为核心而生成的道德规范、行为准则、理想信念、医院传统等，并在此基础上生成的医院服务意识、服务理念、经营战略等。它是医务人员在长期医疗工作实践中形成的一种既与民族传统文化相关，又有医疗行业特点的一种文化，是医院高层管理者与广大医护员工在加工服务产品的过程中所创造的观念形态文化、物质形态文化和制度形态文化构成的复合体。

医院文化既是社会文化在医疗卫生领域的拓展和延伸，又是具有医院特色的理论概念、框架结构、价值取向和个性特征。对医院文化的需要从两方面来把握：广义的医院文化泛指特定群体在医疗及与之相关领域生产实践中所创造的物质财富和精神财富总和，而狭义的医院文化是指全体医护员工在医学实践、社会生活与交往等实践活动中形成的以人为核心的文化心态、观念形态和行为规范等。如果我们不能够深刻地认知医院文化，那么就无法把医院文化上升到医院管理的整体理念来考虑，也不能准确理解医院文化本身就是医院的重要资源的观点。

二、医学文化历史沿革

1. 中国古代医学文化中国古代医学文化是指1840年以前发展产生的医学文化，它是中国传统文化的重要组成部分之一，也是现代医学文化的源头。几千年发展所形成的完整的理论体系、浩瀚的医学典籍、丰富的临床经验、独特的医疗技术等，为今天医疗卫生事业的发展提供着丰富的营养。王桦在其《医院文化管理》中总结出，中国古代传统医学文化具有 6 个方面的特征：勇于求索的精神、整体辩证的思维、以人为本的思想、医乃仁术的理念、大医精诚的境界、治未病的观念。

2. 中国近代医学文化中国近代是指从 1840 年鸦片战争爆发到 1949 年中华人民共和国成立这 100 多年的历史。在这 100 多年中，随着西方医学的传入和发展，逐渐形成了以西方医学模式为主导的医学体系，中国传统医学受到了较大的冲击。特别是在这 100 多年里，国家和民族备受内忧外患之苦，在这种情况下，无论是一批受过中国优秀传统教育又掌握了西方先进医学技术的西医传播者和奠基者，还是一批具有强烈责任感的中国传统医学家，他们除在学术上争论和交锋外，在医学救国、济世救民方面，无疑取得了高度的统一，都作出了突出贡献，写下了浓厚的一笔，这也是近代中国医学文化的主题。整体上讲，中国近代医学可以分为西医传人、中医抗争和医学救国三个阶段。

3. 中国现代医学文化中国现代医学文化，是中国共产党在继承中国传统优秀医学文化和吸收西方先进医学文化基础上，经过马克思主义改造，形成的一种全新的文化体系。它产生于中国共产党领导的革命战争年代，经过社会主义建设时期的发展，在构建社会主义和谐社会的发展进程中，正在走向成熟。中国现代医学文化也大致经历了三个发展阶段，分别是革命战争年代的医学文化、计划经济条件下的医学文化和市场经济条件下的医学文化。

三、医院文化建设现况与发展趋势

1. 医院文化建设现况随着知识经济和经济全球化的发展等，医疗市场的

激烈竞争态势越来越表现为文化的竞争，医院文化已经成为医院生存与发展的重要因素，没有强大的医院文化，没有卓越的医院价值观、医院精神等，再高明的医院经营战略都无法获得成功。经过多年的医院文化建设发展，我国已形成一批具有鲜明内部文化特色的医院，在先进医院文化的熏陶下，各医院

得以稳步发展。但在中国医院文化建设的过程中，也出现了一些问题，归纳为以下三点。1）医院管理者与职工对医院文化建设认识不够深刻：首先表现在医院管理者对医院文化建设的认识不足。虽然现在很多医院都在强调医院文化建设，但很多医院的管理者并不真正了解医院文化的内涵，也不能全面地认识到医院文化的内容，更难以明确医院文化的性质和作用，往往把医院文化狭隘地理解为职工的文化生活、文娱活动，视同为丰富职工业余精神生活建设的一些娱乐场所、设施和项目。另有一些管理者则认为医院文化是思想政治工作、医德医风建设的另一种表述。还有一部分领导认为医院文化就是刷贴标语、口号、警句、格言。医院管理者往往平时没有对医院的文化建设作事前设计，待到被上级评为文明医院“先进集体”时，而匆忙总结归纳，牵强附会出一种文化模式。

其次表现在职工思想观念存在偏差。随着社会主义市场经济体制的建立人们的价值观念、道德行为在经济大潮的冲击下发生了深刻的变化。受市场经济中的一些负面思想的影响，甚至有的医院出现见利忘义、见死不救的现象，这给医院形象带来了极大的负效应。这种现象表明职工未能正确理解医院的社会效益与经济效益之间的关系，片面地追求经济效益，出现这种诊疗匆忙、不耐心、重量不重质、服务态度差、损害患者利益、引起患者不满的现象。

2）医院文化建设浅尝辄止、缺乏个性且急于求成：医院文化建设浅尝辄止医院文化表浅化、形式化，主要表现在如下 4 个方面：①简单地认为统一的标识或文艺汇演、体育比赛、参观旅游等职工文体活动就是医院文化；②仅停留在提炼医院目标、宗旨、愿景等空洞的理论层面，缺乏与实际行动的结合；③就文化论文化，没有上升到管理层面，医院文化与医院管理“两层皮”；④文化管理举措尚未深入到科室层面，大多停留在医院层面。综上这些形式化的做法，不仅得不到职工的支持和认同，而且容易适得其反，使职工产生抵触情绪。

医院文化建设缺乏个性，医院文化同质化、雷同化。医院之间互相模仿，千院一面是医院文化建设中存在的又一主要问题。有些医院文化往往采取“拿来主义”的办法，看到别的医院搞文化建设，自己也不甘落后，盲目跟风，一味照搬照抄，简单移植和克隆其他医院的做法，而不考虑本单位的实际情况，导致各医院的文化表述和模式都十分相似.医院文化最终沦为应的摆设，也无法发挥应有的功能和作用。

医院文化建设急于求成，医院文化功利化、短期化。一方面表现为过于盲目和急功近利，希望医院文化建设在短期内就能见效，给医院带来实际效益，而当医院文化建设的投入与产出不对等时，对医院文化建设的热情便随之减少，重视程度也随之减弱。另一方面表现为缺乏长远的战略目标和规划，往往随着医院领导者的更换，而影响医院文化建设的发展方向、重点和节奏，医院文化建设时而推进，时而停滞，缺乏持续性和稳定性。

3)医院管理运营机制落后：先进的医院文化离不开现代化的管理运营机制。如今面对知识经济的到来、医学模式的转变和数字化信息化的挑战，医院必须将引人才，建队伍、学理论、树文化、联网络、强能力、建标准、定制度作为实现医院管理现代化的具体行动。这种以文化为管理手段是医院改革不断深化的结果，同时，先进的医院管理运营机制也是医院文化的一部分。在具体的文化建设上，大多数医院没有单独从事文化建设的科室，多数采用综合办公形式，再加上文化建设物资投入得不够，资金难以保障，使医院文化建设从理论指导、领导机制、运行机制到工作方法等诸多方面都呈现明显的落后。因而，在现代医院中，宏观管理运营机制的先进离不开医院文化建设，而先进的医院文化建设也离不开自身的管理运营机制的科学化。

2.医院文化建设发展趋势）医院文化建设不可空谈，结合医院实际，我们可以从以下四个方面为医院文化建设的发展趋势开拓思路。1）医院文化建设必须与医院管理相融合：管理科学家丹尼尔·雷恩曾提到：管理思想不是在没有文化的真空中发展起来的，管理人员往往会发现，他们的工作总是受到当前文化的影响。从这个意义上讲，医院管理是建立在一定医院文化基础之上的。换言之，医院文化是医院管理工作的延伸与发展。医院文化渗透在医院管理的各个方面，体现在医院员工的一言一行、一举一动中。医院文化是医院管理的一个要素，他们的关系是局部与整体的关系，同时，医院文化又是医院管理的一个重要手段，可以挖潜力、增效益、出战斗力。在市场经济下医院一旦形成自己特有的文化氛围，不仅能丰富医院管理内涵，推动医院管理深化，更能促进医院管理的变革，带来医院丰厚的效益及促进医院的持续发展。

2）医院管理者必须有强烈的文化自觉意识：如何总结医院文化建设方面的优秀成果，将其凝练成行业文化的精华已成为医院管理者迫切需要破解的课题。在医院文化建设中，医院管理者既是医院文化的设计者，也是医院文化的塑造者和传播者，没有医院管理者的设计和塑造就难以形成独具特色的现代医院文化。优秀的医院文化与优秀的医院管理者是相辅相成的，优秀的医院文化是在优秀的医院管理者的重视和参与下创建起来的。医院管理者所做的重要工作就是总结、创造、设计、管理和提升医院的文化，使之不断得到凝练和升华，使之成为提高员工素质和推动医院健康发展的无形动力。通过实实在在的日常工作，营造出激发职工内动力的医院文化，调动职工积极性，推进医院改革。

3）医院文化建设必须得到医院员工的认同：医院文化建设要靠大家，我们要把文化变成一种自觉行为、自我修养，使文化和我们的学历及我们所掌握的专业医院的过程中去营造、培养和发展，将医院文化渗透和贯穿到医院管理和为患者服务的全过程。优秀的医院文化，通过积极向上的思想观念和行为准则，形成强烈的使命感，使员工从内心深处自觉产生为医院拼搏的献身精神，可增强员工的凝聚力、向心力和团队精神。

4）医院文化建设必须加强改革和创新：医院文化不断改革发展和创新，就是要根据不同的环境、不同的风格，制订不同的发展战略，确立不同的发展模式。医院文化建设是医院发展的润滑剂，只有不断地保持医院文化的生命力和活力，保持先进性，建立与其相适应的人文统一的和谐氛围，才能够促进医院更好地持续性发展，这是医院文化发展的必然性。因此，在医院文化创新中，要始终把握先进医院文化的发展趋势，学习和借鉴国内外医院优秀的文化成果，坚持与时俱进，不断提高医院文化的建设水平，积极推动医院现代化建设。

第二节　医院文化的特点、功能与内容

一、医院文化特点

医院文化的特点可以归纳为以下六点。

1. 时代性_医院文化是时代精神的反映和具体化，它是在一定的历史文化和现代科学技术和现代意识影响下，由医院管理学科形成和发展起来的最新成果受当时当地政治、经济形势和社会环境发展变化的影响，具有明显的时代性。在卫生改革不断深入、人民生活水平日益提高的今天，医院文化不仅体现着社会主义的基本特征，而且充分体现当今改革开放年代的精神特征，渗透着现代医院经营管理的思想。

2. 人文性_人文性是医院文化最显著的特征之一，医院的一切活动都是人为中心，医院的服务对象，身心患有疾病的人。因此，医院调以患者为中心，医院文化十分强调人的社会性。医务人员具有较高的文化知识，工作在高风险的工作岗位，因此，医院文化强调在管理中要关心人、尊重人、信任人，强调激发人的使命感、自豪感和责任心。医院文化提倡群体精神、集体主义，提倡建立亲密、友善、互助、信任、上下亲和的关系，注重员工的自尊、自我实现等高层次的心理需求，并把这些带有“人文”色彩的信念、价值观等植入员工的心灵深处，在医院形成一种和睦相处、同舟共济的人际环境。

3.社会性医院是一个小社会组织，是社会集体中的一个细胞，医院的生存和发展离不开它所处的社会大环境。因此，先进的医院文化必须追求与社会环境的和谐，医院应具备高度的社会责任感。在医院承担自己社会责任的过程中，

医院员工在医院文化的熏陶和感染下，通过提供优质的医疗服务，与公众保持良好的公共关系，促进良好社会风气的不断形成，使医院与社会环境成为一个相互依赖、相互联系、相互作用的有机整体。

4.继承性 医院文化是中华文化的一个重要组成部分，是现代文化的一个部分。继承优秀民族文化传统，借鉴各国文化精华，是医院文化的重要特征。是继承社会主义的优秀文化传统和医学文化精华，毛泽东同志概括的以国际主义精神、毫不利己专门利人精神和技术精益求精为特征的白求恩精神，是广大医务人员应该追求的最高精神境界，另外如“医乃仁术”“无德不医”“大医精诚”“人命至重，贵逾千金”等，都是中国医学文化的精华。二是继承本院的优秀文化传统。医院一代又一代医务人员在医疗实践中积淀的文化底蕴以及医院各项文明建设和员工教育的成果在医院文化建设中起着重要作用，这在一些历史悠久的老医院尤为突出。三是借鉴各国医院文化的精华之处，融合到中国医院管理的医院文化建设中来。

5、创新性、医院文化是在医疗实践和医院管理活动中长期培养形成和不断充实和发展起来的，创新是发展的源泉。继承是创新的基础，创新是继承的发展，离开了创新的继承就意味着停滞不前。先进的医院文化具有随着医院环境的变化而自我更新的强大再生力，它以无形的魅力推动和引导医院员工发挥他们的创新潜能，这种创新不仅是医疗技术和医疗服务的创新，更重要的是观念意识及相关体制和制度的更新。创新既是时代的呼唤，又是医院文化自身发展

的内在要求。6.传播性一医院是精神文明传播的窗口，知识密集，技术含量高，且与人民的生老病死紧密相连。一方面，医院通过其医疗活动，保障社会劳动生产力的健康；另一方面，以自己特有的医院文化向医院外部辐射，影响整个社会。这种传播和影响主要表现在：医院通过自己的良好形象、价值观念、发展目标、职业道德、医院精神、行为规范、院容院貌等影响患者，影响社会，对全社会的精神文明建设起丰富、促进和推动作用。

二、医院文化功能

医院文化的功能是指医院文化在医院工作和医院建设中所发挥的作用和效能。根据国内外学者对医院文化功能的研究及众多医院的实践，可以把医院文化的功能归纳为以下几点。

1. 导向功能医院文化的导向功能是指其引导医院员工为实现医院目标而自觉地努力、主动适应不同层次人群的健康需求的作用。医院文化的深层内核是医院全体员工的共同价值观念，它不仅决定了人们的行为取向和对事物的取舍，以潜移默化的形式，影响着一定背景下的人们，而且对医院全体员工具有很强的感召力，这种感召力可以长期引导员工为实现医院的目标而自觉地努力，成为一种引导员工为医院的发展而奋斗的内在动力。

医院文化的导向功能一般通过以下四个方面来发挥和体现：一是定位价值目标。医院作为价值主体，是在为社会服务过程中实现自己的价值，同时，又在为人民健康服务中满足自己的需要。因此，医院的价值目标应定位在不断满足人们日益增长的医疗保健需求上。二是校准价值取向。医院每一个员工都必须用定位的价值目标来内化自己的价值观念，矫正自己的价值取向。三是制定规章制度。使价值取向明确化、确定化，从而起到导向作用。四是把价值观念转化为全体员工的共同信念、共同意志，把价值观念转化为现实医疗保健活动，这一转变是价值观念的外化，也是医院文化导向功能的最终体现。

2. 凝聚功能医院文化的凝聚功能是指其把医院员工紧紧地联系在一起同心协力，为实现共同的目标和理想，为了共同的事业而奋力拼搏、努力工作的作用。医院文化就像一种黏合剂，通过“认同感”“亲切感”“归属感”“向心力”培养医院职工的群体意识，形成医院内部的和谐气，使全院职工自觉地树立爱院、兴院的意识和主人翁的责任感。当医院文化的核心即价值观被员工认同后，就能从各个层次各个方面把千差万别的员工融合起来。

医院文化的凝聚功能一般通过以下五个方面发挥和体现出来：一是通过医

院文化培养的群体价值意识：二是医院员工对医院目标的认同感；三是医院员工对人民健康事业的使命感；四是医院员工对医疗这一神圣职业的自豪感；五是医院员工对医院的归属感。

3. 激励功能。医院文化的激励功能是指其通过外部的刺激，包括精神和物质两方面的，使医院员工产生出一种情绪高昂、奋发进取的力量的作用。共同的理想和共同的目标可以增强职工的荣誉感和责任感，具有强大的激励作用。医院文化的激励，与以往某些激励方式相比，它不再是一种简单手段，而是一种巧妙的艺术，医院文化所倡导的观念和宗旨，为员工提供了良好的激励标尺，通过积极向上的思想观念和行为准则，形成强烈的使命感，使员工从内心深处自觉地产生为医院拼搏的献身精神，从而促进医院的良好发展。

医院文化的激励功能一般通过以下三个方面发挥和体现出来：一是激发医院员工团结一致、奋发向上的精神状态；二是激发员工自觉工作，较大限度地调动人们的积极性；三是激发员工院兴我荣、为院争光的荣誉感。

4. 协调功能 医院文化的协调功能是指其协调医院内部、医院和社会之间的关系，使医院内部协调统一、医院和社会之间和谐一致的作用。任何一个医院内部都存在着各种各样的矛盾冲突，存在着认识差异，每个员工职位也存在个性差异，如职务、职称、文化程度、技术水平等有高低之分，能力有大小，观念思维上也有差异性，这时候就需要医院文化来调节，通过医院文化中体现的共同信念和目标使员工主动地自我约束，承担责任，主动交换意见和沟通思想，通过共同磋商，解决问题和冲突。在医院外部，医院文化的内容都是强调医院能够更好地为社会服务，这时候医院形象的塑造至关重要。社会不同人群有不同的医疗需求，而医院需要尽可能地调整自己，满足人们对医疗保险不断增长的需要，塑造良好的医院形象，协调医院与社会不断产生的供需矛盾和其他矛盾。

医院协调功能一般通过以下两方面发挥和体现出来：一是主要通过平等协

商、共谋发展的方式和同化作用来协调内部关系：二是通过沟通和主动收集、反澳社会信息、树立良好的医院公众形象和品牌的方式来协调医院与社会的关系。

5. 约束功能：医院文化的约束功能是指通过观念文化（思想观念）道德文化道德观念制度文化（规章制度）对医院员工的行为进行约束和规范的作用。现代医院文化作为一种全新的管理理念，促进了医院各项规章制度和管理规定的建立和完善。规章制度和管理规定是医院管理科学化和民主化程度的反映中保证医疗教学、科研等工作正常运转并协调医院上下、内外之间关系以及调动各方面积极性和创造性的手段和前提、它是一种硬约束。在医院文化管理中，软约束和硬约束同样重要，从某种意义上讲：医院文化管理更偏重于软约束。软约束产生的依据在于人的文化性与社会性医院文化所形成的无形的行为准则，传员工们自觉地接受文化的规范和约束、自觉地依照价值观的指导进行自我管理和控制。医院文化的约束功能一般通过以下两方面体现和发挥出来：一是基点为良心的内心信念，这是一种靠观念、靠自觉的内在约束力，即靠道德的力量来规范员工的行为；二是靠规章制度等强制力来规范员工的行为。

6.辐射功能 医院文化的辐射功能是指医院文化一旦形成较为固定的模式，不仅在医院发挥作用，对本院职工产生影响，而且也会通过各种渠道对社会产生影响。医院是一个开放的系统，其成员不仅在内部从事活动，而且还要与外部环境进行交流。医院作为特殊的社会窗口，涉及面广、接触人群多、人际交往频繁、对社会辐射的面较大。优质的医疗服务和良好的医院风貌将产生一种强大的辐射作用，使医院的知名度和社会形象得以提高，产生良好的社会效应。从方面有利于吸引患者来院就医，为医院创造经济效益；有利于医院向社会广招人才、吸引人才、留住人才，从而增强自身内在的发展实力；有利于取得社会公众上级领导和有关部门对医院的理解、支持和帮助，从而促进医院的发展。医院文化的辐射功能主要通过向社会提供优质的医疗服务和塑造良好的医院风貌形象从而给社会带来正外部性。

7. 保障功能医院文化的保障功能是指在医院长期稳定的发展过程中，医院文化会从深层次上持续地发挥它巨大的作用，保障医院的稳定运行。医院作为社会上客观存在的实体，它不仅追求繁荣与成功，还要着眼于长期的稳定和发展。而伴随医院的发展，医院文化一直起着支持的作用。社会中，有很多企业文化为企业的持续稳定发展提供保障的案例，这是文化的相对稳定性决定的，而这一点同样适用于医院的发展，医院文化在医院发展的过程中同样起着保障的功能。

医院文化的保障功能一般通过以下两方面体现和发挥出来：一是医院文化会随着医院内外环境的变化而变化，它具有时代性的特点，医院发展的不同时期它会发挥不同的保障功能；二是通过医院的培育和培养，可以不断提高医院员工素质，以文化理论育人、实践育人和环境育人，通过保障医院员工的主观能动性，从而保障整个医院的发展。

三、医院文化内容

1. 医院文化结构，是一个事物各个部分之间的配合和组织，如工程结构、文章结构、学科结构等。医院文化的机构属于学科机构的范畴。其结构的配合组织合理，它的概念、理论就清楚，内容论证、分析就明确，指导性就强，这一学科就站得住，立得起。医院文化的构成是分层的，一般分为表层物质文化中层制度文化和深层精神文化（含心态文化）三个层次结构。目前认识比较传统的观点是将医院文化的构成分为四层，即表层物质文化、浅层行为文化、中层制度文化和深层精神文化。它由表及里，由浅入深，由里到外，由深达表，形成一个严密的、系统的、有机的、互相联系和相辅相成的结构。

1）表层物质文化：表层物质文化又称显性文化。它是以医院的实体的物质形式表现出来。医院物质文化层的横向网络结构，是由医院各种物质条件要素构成的，如医院门诊、病房及各种辅助用房等建筑要素，医院山水、亭台楼阁、道路花草等环境要素，医疗仪器设备要素，医疗和生活设施要素，运输救护车辆要素，文化体育设施要素，医院内部与外界相连的交通道路要素，医院能够物化的各种科学技术资料要素，各种文件档案资料要素，病案与图书情报资料要素，财务资料要素等，它们之间构成的有机连结的网络，成为医院工作的物质基础。

2）浅层行为文化：浅层行为文化属于实践文化或现象文化。它是在医疗服务和医院生活中产生的活动文化。主要包括服务态度、服务技术、服务风气及医院宣传、群体活动、文体活动中产生的文化现象。它是医院员工的精神风貌、医院形象和人际关系的动态体现，也是医院精神和医院价值观的折射。

3）中层制度文化：中层制度文化又称方式文化。它是以医院的各种规章制度、规范和管理、行为准则表现出来。医院是一个技术密集程度较高的单位，同时也是一个经济实体，它要求员工的个体行为受到规范，成为具有共性和行动统一的文化。制度具有权威性，制度一经确立，就必须执行，对个体行为进行协调、控制。制度文化的特点是以技术“软件”（各种技术规范、岗位责任）、精神软件（各种管理制度、行为准则）而存在。它的横向网络结构包括：医院各种政治制度、经济制度、管理制度、技术操作规程、岗位责任制度等，它们之间的有机横向连接，构成医院文化中外化形态的行为基础。

4）深层精神文化：深层精神文化属于思想意识形态。它是以医院员工的观念和行为直接表现出来的。精神文化主要包括医院员工的文化心理、道德规范习惯风俗、经营哲学、精神风貌等，是物质文化与制度文化诸要素在人的精神和心理上的反映，又是以“人本性”为特征，是每个员工的思想、观念、行为的直接表述，诸如医院员工的理想信念、价值标准、精神面貌、服务理念、行为取向、工作态度，以至一般心理特征、传统习惯、生活方式等，这些要素的横向网络式有机联结，构成医院文化深层内化形态结构，往往表现为极稳定的状态，是医院文化的核心。

医院的物质文化、行为文化、制度文化、精神文化四个层次相互联结、相互影响、相互作用、相互渗透，共同构成了医院文化的整体结构，以实现医院文化功能。

2. 医院文化内容有的学者将医院文化的内容归纳为“三个主义、三个精神、十个基本内容”，即以社会主义、集体主义和革命人道主义为指导，以毫不利己、先人后己的精神，技术精益求精的精神和爱医院、爱患者、全心全意为人民健康服务的精神为宗旨。其基本内容是医院精神、服务文化、道德文化、思维文化、心理文化、管理文化、技术文化、环境文化、组织文化、制度文化等十个方面。“三个主义”“三个精神”反映了中国医院文化的本质属性，属于医院文化的内涵。十项主要内容大致圈画出医院文化的范围，属医院文化的外延。另外有一些学者也提出医院文化的七要素说，即环境设施、组织结构、管理制度、人员素质、专业技术、风范礼仪、追求目标。前三个为硬件要素，后四个为软件要素，其权重点为后者。结合中国学者的研究，本文重点介绍医院文化的七项内容。

1）医院价值观：医院价值观是一种以医院为主体的价值观念，是医院人格化的产物，是一个医院在经营过程中对经营目标的追求以及自身行为的根本看法和评价。

医院价值观决定了医院的基本特征，是医院文化的核心。作为医院群体的共同信念和价值追求的医院价值观，是医院在多年经营管理实践的基础上，对其经验进行理性的提炼加工形成的。医院价值观的形成过程，是由经验上升为理念，由理念内化为信念，最终达成医院员工的共识。这个过程，既是价值形成的过程，也是群体价值的认同过程。

2）医院哲学：医院哲学是医院全体员工所共有的对世界事物的最一般的看法，是医院在创造物质财富和精神财富的实践过程中表现出来的世界观和方法论。

医院哲学处于医院文化的深层结构中，它主导和制约着医院文化其他部分的发展方向。医院根据自身特点形成的哲学观，如物质和精神、局部与全局、眼前与长远、内部与外部，结构与功能、内容与形成、效率与效益、风险与竞争、市场与信息、人才与发展等，这些医院哲学观的基本思想，形成了医院进行各种医疗活动、处理各种关系和信息选择的总体观念和综合方法。

3）医院精神：医院精神是全体员工在长期的医疗实践中逐步形成并为全体员工认可和遵循的群体意识，它表现为共同的价值取向、心理趋势、行为方式和精神风貌等，是激发员工奋发向上的无形力量，是医院发展的灵魂和动力。

医院精神是医院群体意识的展现，因而必须有坚实的群众基础，必须发动全体员工以个人在实际工作中的体验用精练的语言概括成“院训”“院歌”等形式表达出来，使全体员工铭记于心，作为基本信念和行为准则。不同类型的医院精神不同。相同类型的医院，由于其所处的环境和医疗实践活动的差别医院精神也不尽相同。医院精神应突出医院的特色，但其基本内容应涵盖责任感与使命感、贡献感与开拓感、归属感与群体感、荣誉感与自豪感，使医院精神真正成为引导和凝聚全体员工共同奋斗的一面旗帜，对内起导向、激励、凝聚作用，对外起展示、吸引、辐射作用。

4）医院道德：医院道德是医院员工的行为规范。它是从伦理上调整医院与社会、医院与医院、医务人员与患者、医院管理人员与被管理者、医院员工与员工之间关系的行为规范的总和。

医院的医疗活动是医院道德产生的基础，医院道德则对医院活动起规范、制约的作用，它规范、制约着医院活动的道德方向与道德责任。医院道德作为医院文化的子系统，具有丰富的内容和完整的体系，它是由医院道德理想、道德原则、道德规范和道德范畴等因素组成的统一体。医院的道德理想是“全心全意为人民服务”：道德原则是“社会效益第一”“患者至上”；道德规范行为标准是“救死扶伤，实行革命的人道主义”；道德范畴是反映和概括医院活动中道德现象的一些基本概念，如医院及医院员工行为的善恶评判、义务责任、良心评价、荣誉和幸福观念等。医院道德既要有对所有医院进行约束的共性要求，又要有不同医院的个性特点。医院道德体系以为社会提供优质、便利、低廉的医疗服务为主要目的，努力满足人民日益增长的医疗卫生需求，同时使医院得到较快的发展，它与医院的工作目标相一致

5）医院制度：医院制度一般是指医院的规章和管理制度，是医院为了维护医院工作和生活秩序而制定的规划、程序、条例及法规、制度的综合医院制度是医院文化建设中不可缺少的方面，是完成各项医疗任务、实现医院工作目标的重要保证。它不仅是医院科学管理的反映，也是医院管理科学化和民主化程度的反映。随着社会和经济的发展，医院应遵循改革、创新、科学的原则，以系统论为指导，以医疗质量控制为核心，依照国家的法律法规，卫生工作方针、政策和医疗工作的客观规律，结合医院实际，不断对医院制度进行修改和完善，通过制度建设，把科学管理变为全体员工的自觉行动. 培养员工的质量意识、服务意识、程序意识、信誉意识和竞争意识等，充分发挥员工的积极性，使医院制度不仅对全体员工起到约束作用，而且更重要的是发挥其激励员工的积极作用。

6）医院形象：医院形象是社会公众对医院总体的、包括的、抽象的认同度和评价。医院形象是医院文化的外化，是医院文化在传播媒介上的映射。

医院形象是通过医院自身的行为、服务、质量、信誉、环境等在社会公众中展示的图像和造型，是医院文化个性化的表现，它是由医院的集体风气、经营风格和主要领导人的作风决定的。医院形象包括医疗质量形象、专科品牌形象、营销服务形象、管理人员形象、医务人员形象、公共关系形象、医院外表形象（院容院貌、建筑风格、病房环境等）。换言之，医院形象是医院硬件设施、诊疗技术、管理水平、人才集聚、服务艺术等方面的综合反映，更是医院在社会、在患者心目中信誉度的具体体现。良好的医院形象是医院难以估价的无形

资产，有助于医院赢得社会的信任和市场开拓，有助于提高医院的经营管理水平，有助于医院获得社会的广泛支持，有助于提高医院的竞争能力，有助于增强医院的凝聚力和吸引力。

7）医院环境：医院环境是医院生存和发展所依赖的社会、自然和文化诸条件的总和，包括医院的外部环境和医院的内部环境。医院的外部环境是指国家对医院发展的方针、政策、法规，以及社会发展经济条件、道德风尚、市场情况、消费状况等。医院文化则是在这种环境中为了获得成功所必须采取的全部策略的体现，只有对不断变化的竞争环境反应敏捷并能够通过调整自身的经营策略和行为方式，以适应外部环境的变化，医院才能使自己的经营业绩不断增长。医院内部环境是指医院管理体制、运行机制、专科人才、技术资金、人文环境以及物资环境等。就狭义的医院环境而言，医院的硬件，即医院的设施建设和环境的绿化、美化、亮化，是医院环境文化建设的重要内容。创造一个适宜于医疗需要和员工生活需要的医院环境，是医院文化形成和发展的最基本的要素。

第二章 医疗管理

第一节 概述

一、医疗管理的概念和意义

医院的医疗管理是指对医院医疗活动全过程所进行的组织、计划、协调和控制，使之经常处于应有状态，并对变化了的客观环境有较强的适应性，达到最佳医疗效率和医疗效果的目的，是完成医疗任务的重要手段，是影响医院管理活动的重要环节。

医院的医疗活动由院外和院内两部分组成。

医院外的医疗活动大多指社会医疗服务，包括出院后随访、人群健康检查、疾病普查普治、家庭病床等。医院内的医疗过程是从病人进入医院大门直至出院的全部过程，包括门诊、

急诊管理，住院管理，康复管理等。

门诊是诊疗活动的第一线，进行一般的或初期的诊疗工作，解决大多数病人的诊疗问题；急诊是诊疗和抢救急、危重、首诊病人，留察疑难和未脱离危险期的病人；住院是对各种复杂、疑难重症病人进行全面系统的诊疗，是院内医疗活动的中心环节；康复是对恢复期病人的诊疗，从现代医学模式的观念来看不仅是生活能力的恢复，还包括心理和社会适应能力的恢复。

医疗工作量完成的多少，医疗质量的优劣，医疗技术水平的高低，医疗经济效益的大小，是一个医院医疗管理水平的综合反映。

二、医疗管理的作用

1. 医疗管理是完成医院任务的主要手段医院的基本任务是医疗，即救死扶伤，而医疗任务主要靠医疗活动去实现，医疗工作是医院工作的中心，因此加

强医疗管理，提高医疗系统的能力，是保证医院任务完成的重要手段。

2. 医疗管理是影响整个医院管理水平的中心环节医院管理是综合性的管理，例如人员管理、组织管理、物资管理、质量管理等，但在医院管理总体中，医疗管理是影响整个医院管理水平的中心环节。

三、基本原则

医疗管理的基本原则可以概括为几个方面：①病人第一的原则，即一切从病人需要出发；②安全有效的原则，即把医疗质量放在首位；③首诊负责制原则，即对首诊病人做到及时、认真、负责；④重点加强的原则，即对重点病人，如急症、重症、疑难病人做到重点保证。

四、医疗管理核心制度

完善的制度加上严格的执行才能产生完美的结果，医疗管理就是要通过系列的管理制度的制定和实施来实现治病救人的根本任务。医疗管理制度中的核心制度（eoreregulation）更是其中的重中之重，必须不折不扣地加以完善和落实。

1. 首诊负责制度　是指首次接诊患者的医院、科室或医师在其他医院、科室或医师接管之前对患者的一切诊疗行为负责。首诊负责制度要求首诊医师必须全面处理患者的一切病情；对不属于本专业的病情或诊治困难的情况，应请示上级医师或联系其他专科医师会诊，并遵照会诊意见执行；及时与其他科室医师沟通，直至患者转院、转科或交接班，首诊的责任才得以转移到其他医院、科室或医师。

2. 三级医师查房制度　是指主任医师（或者是副主任医师、科主任）、主治医师、住院医师三个层级的医师分别按照要求查看住院患者，上级医师对下级医师的诊断、治疗、处理意见提出指导。三级医师查房，具有病房常规诊疗工作和培训下级医师的双重功能，是保障和提高诊疗水平的重要措施。

3. 会诊制度　是指患者主管科室邀请其他科室或其他医院的医师协助诊察

患者，提供诊治意见。特别是对住院过程中短期内不能确定诊断或治疗困难的疑难患者或危重患者、大手术前后及特殊检查后的患者，都需要进行会诊。会诊包括科内不同专业的专家会诊、科际会诊、多学科联合会诊、院外专家会诊及紧急会诊等类型。

4. 分级护理制度 是指为了充分合理利用护理资源，根据住院患者的病情生活自理能力，应给予相应级别的护理和照顾，并根据患者的病情变化进行动态调整。一般分为四个级别：特级护理、一级护理、二级护理和三级护理。

5. 值班和交接班制度 是指医护人员根据所在科室制订的值班表在规定时间内承担本科室某项医疗工作任务，上一班次值班医护人员向下一班次接班医护人员讲解本班次所主管各个患者的病情、处理措施及其变化转归尤其是需要特别关注的病情及需要特别处理的诊治措施。严格执行值班和交接班制度是提高医疗质量及保障医疗安全的最重要手段。

6、疑难病例讨论制度是指由主任医师（或者副主任医师、科主任）主持召集有关医务人员对确诊困难或疗效不确切病例进行的讨论。内容包括讨论日期、主持人、参加人员姓名及专业技术职务、具体讨论意见及主持人小结意见等。对该讨论过程前后的资料准备、参加人员、讨论内容、书写格式、病历记录及讨论意见的执行等方面进行的一系列具体规定则形成疑难病例讨论制度。

7、急危重症患者抢救制度是指医疗机构应当在抢救急危重症患者时，应当严格遵守相关抢救程序和流程，加强抢救参与人员、抢救设施、抢救场地、医疗物资配备，必要时应当打破一切常规，努力提高急危重症患者的抢救成功率。

8. 术前讨论制度 是指临床医师对即将接受手术治疗的病例进行会诊、讨论。其目的是保证医疗质量，降低手术风险，保障患者手术安全。通过对某个病例的诊断分析、手术适应证、禁忌证、术式、术中可能遇到的特殊情况或术式的改变、手术并发症等进行讨论，实现个性化治疗。同时，通过讨论可以积累疑难复杂病例的治疗经验，提高诊疗水平。择期手术治疗的患者一般都要经过术前讨论。术前讨论有专业组讨论、科内讨论、院内讨论等不同的级别和形式。

9. 死亡病例讨论制度 是指死亡患者所在科室的全体医护人员（必要时邀请其他相关科室医师）一起对患者的死亡原因、死亡诊断、诊治过程中存在的问题及不足之处进行分析讨论。通过死亡病例讨论，可以总结经验，吸取教训，提高同类患者治疗抢救成功率，降低临床死亡率。

10、查对制度　是指在输血、医嘱、处方、护理、操作、手术等各项医疗行为中，为确保拟实施的诊疗措施准确无误地应用于拟接受该诊疗措施的患者，而从每个可能出错的环节进行认真查对的一系列规范性要求。查对制度是保证患者安全、防止差错事故发生的一项重要措施。包括医疗护理操作的“三查七对”输血的三查八对、药师的四查十对等。医务人员必须严格执行查对制度、无论直接或间接用于患者的各种诊疗方法、各种药械及其生活用品（如药物、材料、器械、压缩气体及治疗、急救和监护设备等），都必须确认其符合要求，达到标准，拟实施方案不打折扣，拟接收患者准确无误。

11、手术安全核查制度　是指具有执业资质的手术医师、麻醉医师和手术室护士三方，分别在麻醉实施前、手术开始前和患者离开手术室前，共同对患者身份和手术部位等内容进行核查的工作。手术安全核查由手术医师或麻醉师主持，三方共同执行并逐项填写《手术安全核查表》。

12、手术分级管理制度　手术是指医疗机构及其医务人员使用手术器械在人体局部进行操作，以去除病变组织、修复损伤、移植组织或器官、植入医疗器械、缓解病痛、改善机体功能或形态为目的的诊断或者治疗措施。卫生部《医疗机构手术分级管理办法（试行）》规定，“根据风险性、复杂性和难易程度不同、手术分为四级”。一级手术是指风险较低、过程简单、技术难度低的手术；二级手术是指有一定风险、过程复杂程度一般、有一定技术难度的手术；三级手术是指风险较高、过程较复杂、难度较大的手术：四级手术是指风险高、过程复杂、手术技能，组织本机构专家组对医师进行临床应用能力技术审核，审核合格后授予相应的手术权限。医疗机构应当定期评估医师技术能力，适时调整医师手术权限，并纳入医师技术档案管理。

13. 危急值报告制度　是指当某项或某类检查检验出现表明患者可能正处于有生命危险的边缘状态的异常结果时，进行该检查或检验的医务人员在除外检查仪器或检查试剂等技术因素原因之后，必须立刻进行记录并第一时间报告给该患者的主管医师，由主管医师酌情给予患者有效的干预措施或治疗，以挽救患者生命或保障患者健康。

14. 病历书写与病历管理制度　病历是指医务人员在医疗活动过程中形成的文字、符号、图表、影像、切片等资料的总和，包括门（急）诊病历和住院病历。2010 年卫生部颁布的《病历书写基本规范》中要求，病历书写应当客观、真实、准确、及时、完整、规范，并对病历书写的格式、内容、时限加以具体要求。《医疗机构病历管理规定》要求，医疗机构应当设置病案管理部门或配备专（兼）职人员，负责病历和病案管理工作。同时，建立健全病历管理制度，建立病历质量定期检查、评估与反馈制度，加强病历保管、借阅、复制、封存、启封的管理，保障病历质量和病历资料安全。

15. 抗菌药物分级管理制度　抗菌药物临床应用管理办法（卫生部令 84 号）规定，抗菌药物临床应用实行分级管理。根据安全性、疗效、细菌耐药性、价格等因素，将抗菌药物分为三级：非限制使用级、限制使用级与特殊使用级。

16. 临床用血审核制度是指临床用血必须进行严格的审核，包括是否有输血适度证，输血成分及输血量掌握是否准确，是否进行了病例讨论及上级医师审核程序，是否正确应用了成分输血和自体输血等临床输血技术和血液保护技术、是否有预防输血不良事件的预案，是否有输血过程监控及病历记录等。对于上述输血前、中、后的各项程序加以规范和要求并监督落实的一系列措施，构成

五、医疗管理的职能

1. 制定医疗管理计划

医疗管理计划是实施医疗管理和评价医疗管理效果的依据，使医疗工作目标明确，避免盲目性。医疗管理计划的制定要经过制定任务目标、测算需要、核定现有条件、对需要与可能提供的条件加以平衡，最后确定计划目标这几个阶段。制定医疗管理计划是在对宏观、微观充分认识的基础上计划：①门诊、急诊、病房、院外及医技科的医疗工作数量、效率及质量目标；②新开展医疗项目的方向、规模；③技术力量的配备。

2. 合理组织医疗技术力量

合理组织、调配医疗技术力量是实现医疗计划目标的有力保证，也是医疗管理的一项主要职能，其主要管理工作内容为医疗组织机构的设置，医疗技术人员的配备、组合与调度，医疗技术人员的调整与排班，健全医疗指挥系统及精干高效的职能部门，做到灵敏有效地反馈。

3. 制定各项医疗规章制度

医疗规章制度具有一定程度的指令性质和法规性质，是从事医疗活动人员遵循的规范，是使各项医疗活动纳入常规运行的保障，包括以责任制为中心的医疗管理制度、各级人员职责、各种诊疗常规、各项技术操作规范。

4. 做好医疗活动中的协调

协调是医疗管理的一项重要职能，是保障医疗活动随时适应外界环境变化的手段，又是目标计划缺陷的一个有力补充。

5. 检查评定医疗效果

医疗效果是医疗管理效能的综合反映，所以医疗效果的检查评定对医疗管理具有重要意义，作为医疗管理的终末步骤，可以检验医疗管理职能状态；可看

出医疗

疗系统功能发挥的水平，评定是否完成预定指标；可发现管理上的缺陷，并分析其产生原因；可进一步帮助我们制定医疗管理的计划，协调和指挥工作方面的薄弱之处；可为下一个管理计划的编制和执行提供有说服力的依据。

第二节　门诊管理

门诊既是直接接受病人进行诊断、治疗、预防保健和康复服务的场所，也是进行医学教育和临床科研，以提高医院科学技术水平和医务人员业务能力的重要

阵地。

一、门诊工作的特点

（一）病人集中并且流量大

门诊每天要接待大量来自社会的病人，2008 年卫生部在全国开展了第四次国家卫生服务调查，2008 年调查地区居民两周就诊率为 14.5%。由此推算，2008 年全国门急诊人次数达 50.1 亿，与 2003 年相比，增加 2.6 亿人次。卫生部的数据显示就诊的门诊病人次数远大于住院病人，并且大量的病人、病人陪伴者和医务人员聚集在门诊部进行检查和治疗，因此门诊部具有公共场所人群聚集的特点，形成以病人为主体，传染病人和非传染病人、病人与健康人相混杂的特点，容易造成交叉感染。要求医院做好门诊感染管理，尤其是预防交叉感染和环境卫生管理。

一般省级综合医院的日门诊量均超过 2000 人次，有的甚至超过 4000 人次。对于这种门诊病人集中的情况，为了保证病人得到及时、有效、优质的诊疗服务，要求医院合理安排门诊工作人员，改善门诊工作条件，尤其要做好门诊高峰的分流工作，保证良好的诊疗秩序。

（二）门诊医生用于诊断和治疗的时间短暂

门诊病人流量大，因此门诊医生对每一个病人的诊断时间短暂，有关病情的诊断主要靠病人或陪同人的叙述以及医生自己短暂的观察。为了保证诊断的质量，解决质量与时间短暂的矛盾，关键在于加强科学管理，并针对门诊工作特点落实到提高质量上。门诊管理还要突出技术管理和质量管理，注重人员、技术结构的配备，健全管理制度，不断提高医疗质量和技术水平。

（三）门诊工作是保证医疗质量的第一个关键环节

保证医疗质量的一个关键环节是早诊断、早治疗，门诊是大部分病人就诊的第一个环节，是否做到早期诊断和及时治疗，其关键在于门诊的医疗服务。门诊工作应急变化多，人数、病种、急慢程度难以预测。医生变换多，病人复诊时很难找到初诊的医生，加上诊断和治疗的时间短暂都为医疗质量的保证设置了障碍，要求管理者注重医疗质量。

（四）就诊环节多而复杂

门诊是一个功能相对齐全的有机整体，流程包括挂号、候诊、诊断、取药、治疗及化验检查数个环节，任何一个环节的堵塞都可能造成整个流程的不畅。据调查，一般门诊每位病人平均在门诊停留时间为 1~1.5 小时，而医师直接诊察病人时间仅 10～15 分钟。管理中要剖析门诊各环节的特点和时间，做好导医工作，简化就诊手续，帮助病人就诊。

（五）门诊是方便而经济的医疗服务方式

病人到门诊看病，基本上不需要脱离原来的生活环境和工作环境，与住院相比医疗程序简化，是方便的医疗服务方式。门诊与住院相比，所需的人员编制、建设资金和医疗成本都低于住院部，同时门诊病人的经济负担也较轻，费时较少。为了控制医疗费用的增长，许多医院增设日间诊疗部，将一些原来需要住院的治疗改在门诊治疗和处理。门诊就诊的方式出现了多样化，病人对门诊服务的需求增加。

二、门诊工作的流程

（一）分诊

到门诊就诊的病人很多，病情复杂，有初诊的、复诊的病人，病情有轻、重、缓、急之分，甚至有一些传染病病人。现代医院门诊分科很细，这样病人难以准确选科就诊，因此就诊程序首先应预检分诊，这样有助于提高医院工作效率，避免浪费病人时间，也能及早发现传染病病人，防止交叉感染。

（二）挂号

预检分诊后，病人需要挂号，这是为了保持就诊秩序和建立必要的记录。挂号也是病人与医院之间正式建立就医法律责任的依据和起点，也是病人作为消费者与医院提供医疗服务之间关系和依据的起点。挂号的功能有：①代行分诊；②建立新病历或发出调用存档病历的指令，第一次来院就诊的病人要建立新病历；③建立就诊顺序并向病人交代候诊地点及大体就诊时间；④在计算机系统较为完善的医院，挂号还具有为就诊建立基本数据资料或启动医疗保险记录的功能。挂号窗口要做到成年人和儿童分开，非传染病和传染病分开。当日挂号必须以最简方式快速完成挂号手续，挂号时间过长，不仅造成病人不便，而且易造成门诊程序混乱。解决的办法除了有健全的管理制度、操作规程外，挂号效率必须与病人数量、来院高峰相适应。现在不少医院已实现了挂号的计算机系统，可以通过计算机数据库的信息系统分析，探索挂号时间长的瓶颈问题，从而着手解决。

（三）候诊

病人挂号后到相应门诊科室候诊。门诊护士要维持好候诊室的秩序，告诉病人等候次序，安排病人依次就诊、进行必要的检查（体温、脉搏、血压等）、对病情较重较急的病人及时安排优先就诊、回答病人提出的相关问题、对可疑传染病人采取及时措施、对病人进行健康教育、保持门诊环境的有序、安静和卫生。

（四）就诊

就诊是门诊的中心环节，也是病人来院的主要目的和要求。候诊室护士按顺序把病人分配到诊室，复诊病人最好安排原诊治医生接诊。医生询问有关病史后进行检查，必要时进行化验和特殊检查，医生根据病情及检查作出初步诊断。门诊病历要整洁、简明、规范。提供治疗意见，征得病人同意，给予诊断治疗意见。对诊断治疗有疑问的，应请本科室上级医生或有关科室会诊，病情不宜在门诊治疗的应收入院。

（五）医技科室检查及治疗

医技科室检查及治疗在诊疗过程中医师认为需要进行检查或检验时开出检查或治疗申请单，嘱咐检查或治疗前的准备注意事项。对于某些较为复杂的项目，通常采取预约的方式。

（六）结算

需要做检查检验的患者可到收费处交费，也可采取预付费。有些医院推行了先诊疗，后结算模式。

（七）取药

患者取药是门诊工作的重要环节，门诊医师必须严格执行处方制度。药剂人员严格按规定审查处方，发药前认真核对药品、质量和姓名等。9. 离院或入院 患者经诊断、治疗即可离院。有的患者因疫情需要住院治疗的，应签发住院通知。

（八）离院、留院观察或入院

病人经诊断、治疗即可离院。有的病人病情较重，疾病诊断不明或病床紧缺可以留门诊观察室观察，以观察病人病情变化，确定诊断。如果决定病人住院治疗，应签发住院通知。需要转院的则办理转院手续。

医院科室设置越来越细，病人越可能跑冤枉路。在整个就诊过程中，病人从挂号开始，诊疗活动不同阶段和环节所产生的各类诊断与治疗处置信息的中转和传递工作，一般都由病人承担。随着管理上“以病人为中心”的服务观念的转变，医院数字化水平的提高，医院的服务模式正悄悄地发生着革命性变化。不仅简化了病人就医步骤，优化病人就诊流程，而且从硬件和技术上保证了为病人在就诊过程中提供诊疗全程服务。

在病人就诊前可通过医院的互联网网站、门诊大厅触摸屏等进行查询以了解科室、专家以及诊疗收费等相关的信息服务。就诊中计算机门诊工作管理子系统除了满足普通门诊挂号、确定就诊科室、收取医生诊疗和处置费用、购置病历、退换号等工作管理功能以外，还兼有录入和保存病人基本信息、办理医院内使用的存有病人基本信息和预付金金额的 IC 卡等信息处理和管理功能，便于医生在线调用。门诊工作管理系统还可帮助医生管理诊疗过程中产生的相关信息。病人辅助检查结果自动生成后，直接传送至医生桌面；医生开出的处方单、治疗单可以自动生成、打印，发送处方到门诊药房收费处、取药处划价、划账、配药，医院处理信息的时间减少，大幅缩短了病人等候时间。

门诊在宏观上通过门诊工作管理子网与门诊医生桌面系统的信息交换，了解门诊医生桌面系统所反馈的医生在线人数、处理病人的平均时间、进度、各在线医生的候诊病人人数等信息，自动评估病人就诊等候时间，以便于分配病人到哪个就诊科室、诊室、医生处候诊，并可以实现在挂号凭证上打印诊室的方位提示。这些做法使病人可以合理、灵活安排就诊时间，使医院可以在宏观上合理分流科室各诊室的候诊病人。

三、门诊任务

（1）负责组织完成病人的门诊诊疗工作，对病情不适于在门诊处置的病人要收入院或转院治疗。

（2）承担负责地区范围内基层医疗单位转来病人的会诊，要充分发挥基层医疗单位的技术和能力，有的病人在明确诊断和治疗方案后，应转回基层医疗单位处理，也可留本院治疗，必要时转往有关医院。

（3）负责责任区范围内基层医疗单位的业务技术指导，有计划地对基层医务人员进行培训，提高他们的医疗技术水平，开展医疗保健咨询和技术指导工作。

（4）对承担基层医疗工作的医院，其门诊部要在地段范围内组织好出诊和访视，做好防病工作。大型医院也要开展部分家庭病床，建立防治网点，配合有关部门开展普查普治工作。

（5）负责责任地区范围内或上级卫生行政部门分配的健康检查任务。

四、门诊类型

参照卫生部下达的《医院分级管理办法》和我国的实际情况，将门诊做以下治疗分类。

（一）按医院科室设置划分

门诊科室的设置与病房相呼应，只有少数科室仅有门诊不设病房或仅有病房不设门诊。随着医学专业分科越来越细的特点，门诊科室的分科也越来越细。如增加老年病门诊，将内科分为呼吸内科、消化内科、神经内科、心血管内科等。

（二）按医院分级管理划分

1989年的《医院分级管理办法》将综合性医院分为三级，并设立相应的门诊。根据不同等级医院所承担任务的不同而划分的医疗门诊，无论在收治接诊对象和病种复杂程度，还是人员要求、设备情况都是不同的，要根据卫生部制定的医院分级标准，对门诊的分科、专业人员、门诊服务条件作出相应的设置和建设。

（三）按就诊人员的情况划分

按照就诊人员的健康状况及病情需要处理的迫切程度，门诊可以分为一般门诊、急诊和保健门诊。一般门诊可分为预约门诊和非预约门诊。预约门诊在国外已广泛开展，在我国病人就诊主要集中在上午，预约门诊可解决负荷不平均的问题。预约门诊可分为病人主动预约和医生根据病情需要要求病人按期复诊。

按照满足不同病人的需求，门诊可分为基本医疗门诊和特需医疗门诊。基本门诊可分为：①一般门诊，是医院门诊的主要部门，要充分保证；②简易门诊，专为一些慢性病、行动不便的复诊病人提供简单检查、简单咨询或续配一些长期服用药物的基本医疗服务；③体检服务，为各种服务提供方便；④家庭服务，为一些病人提供上门服务。

五、门诊组织管理体制

组织形式是管理的重要组成部分。门诊组织管理形式直接影响着门诊质量的高低、门诊秩序的好坏和门诊矛盾的多少。门诊的组织管理体制主要采用业务副院长领导下的门诊部主任负责制，负责门诊、急诊工作，县级以上综合医院应建立急诊科，单独领导急诊工作。医院门诊部的领导体制大致分为以下两种形式。

（一）双重领导形式

门诊工作人员包括医护人员、工勤后勤人员、财务人员等都要接受门诊部主任和所在科室主任的双重领导。门诊部主任和门诊办公室工作人员主要负责检查、督促、联系、组织、协调工作，解决日常门诊工作中发生的事宜。医护人员的安排主要分别由各临床科室和护理部指定专人负责。各临床科室有一名科主任或副主任分管门诊工作，负责人员调配、对门诊人员的专业考核，并指定专人担任本专科的门诊组组长。门诊部设总护士长总管门诊护理工作，督促检查门诊环境卫生和宣教工作。

（二）门诊部统一归口领导形式

凡在门诊部工作的医护人员和工勤人员等各类人员无论从哪个部门和科室派出，在业务组织管理和考勤考绩方面都由门诊部负责，并要求各部门和科室派出参加门诊工作的医护人员做到相对稳定，不得随便调动。

第三节　急诊管理

一、急诊概念与特点

1. 急诊概念　急诊（emergeney）是对病情紧急、可能危及生命健康的患者实施救治和抢救，提供全面、紧急和便捷的医疗服务，以尽最大努力减少避免死亡和伤残发生的医疗处置。急诊医学则是专门研究急诊救治和抢救的学科，也是一个专门的临床学科。急诊科是对急诊患者提供专业急救诊疗服务的临床科室保障急诊患者能在最短时间内得到专业、科学的救治。

2. 急诊特点

（1）医院急诊科与院前急救中心（站）建立密切联系，努力做到无缝联系。

（2）急诊患者多属急症、危重病例，因此急诊工作必须高速度、高效率。

（3）急诊医疗、护理人员应有熟练的诊疗技术和一定的临床经验，工作要主动、热情、机敏、果断，具有高度责任感和一切为患者服务的素质。

（4）急诊诊疗工作应规范化、制度化、程序化，井然有序、忙而不乱。

（5）建立行之有效的呼叫及应召的急救组织系统，以保障在救治疑难危重病例、重大意外伤亡及事故或大规模抢救的情况下，及时调度医务人员，调拨急救物品，组织各科协作，共同完成急救任务。

（6）备齐必要的急救设备及药品，保障抢救中使用顺利、完好、齐全。

（7）急危重症患者多有家属或单位人员陪护，要维持好诊断秩序，保障诊室或抢救室医疗工作正常进行。

（8）急救患者常涉及交通、治安等法律事宜，应及时与保卫、公安部门取得联系，对无亲属或单位人员护送者，应及时向医院有关部门报告、并尽快设法通知患者单位及家属。

3. 急诊功能

（1）急诊抢救：对危及生命的患者，组织人力、物力进行抢救，对不影响生命而病情紧急的患者给予及时诊断和处置。

（2）连线、不间断的急诊医疗、救治服务：急诊科工作直接关系到患者的安危，需要医务人员在很短时间内，做出正确诊断，给予及时、合理、有效的抢救与治疗，急诊科实行 24 小时开放，患者随到随诊。

（3）急诊医疗业务的培训工作：提高急诊医疗质量，关键在于培养一支有较高水平的专业知识和丰富临床经验，具有应急能力的医疗技术队伍。急诊科应负责对各类急诊、急救医护人员进行业务培训，并承担高中等医学院校医学生的急诊医学数学工作，把急诊科办成培养急诊专业人才的基地

（4）开展急救医学的研究工作：不断总结临床经验，注意动物观察，重视资料的收集和积累，开展急救医学的研究工作，为发展急救医学事业作出贡献。

（5）应急医疗工作：综合医院的急诊科除完成平时急诊抢救任务外，要为战时、自然灾害事故和临床应急任务等特殊情况做好急诊抢救准备工作。这就要求在人员、设备、药品、器材等配备上，都能考虑到各种紧急情况的需要。

二、急诊科设置与布局

1.科室设置一般在大城市的综合医院，急诊科（emergrneypom,ER）应实行分科急诊，对急诊患者进行集中抢救、监护、观察好转后进一步分科诊治或直接出院。因此，在条件允许的情况下，应设置下列科室：

（1）诊室：分设内科、外科、骨科、妇产科、儿科、眼科、五官科等专科诊室有条件的医院还可增设神经内科、神经外科、创伤等分科急诊室，由各专科急诊医师值班。

（2）抢教室：抢教室应宽敞、明亮、患者来去方便、可供推车接送患者，并设置抢救床，由专职急诊医师或专科医护人员主持抢救。抢救成功后进行分科或处理抢救室抢救监护设备、药品、器械齐全，实行定位、定时、定量，做到及时补充.随时可以使用。

（3）手术室：有条件的急诊科应设手术室，设有手术床、无影灯、麻醉机、啜引器及任何时候可供手术用的大型手术包。做到外科有急救手术处置能力，以争湊取时间抢救患者生命。

（4）监护室：配备心电监护仪、除颤起搏器、人工呼吸机等抢救及重症治疗设备。对心血管意外、呼吸衰竭和经抢救后复苏的患者进行监护。设有监护床，应配有专职医师、护士值班，做到急危重患者集中，各种急救治疗设备、医护力量集中，有利于提高危重症患者的医疗质量和抢救成功率。

（5）急诊病房：急诊病房用来收治病情复杂难以收入各专科的急诊患者，最好配有监护设备，由急诊专职医护人员和相关专科人员管理患者。（6）特殊检查室：为了避免患者由于搬动面发生意外，宜就地对急诊疑难危重患者做特殊检查，如做床边 X 线检查及超声检查等。

（7）观察室：观察室可按医院病床的 2% 设置，制订观察的范围、观察的条件和观察的要求等，由专职医务人员与各科值班医师密切配合，进行观察和治疗。（8）中心护士站：是急诊监测患者、护理治疗的中心。

2. 急诊科布局

（1）位置选择；应当以方便急诊患者就诊和最大限度地缩短就诊前的时间为基础，以便争取时机和抢救。一般设置在门诊部的一侧，靠近公路及临街。人处有走鹰及雨棚相连，并有足够的空地，有停车道，便于救护车停车及重伤病员目达抢救室。为方便患者转诊，急诊科要设置白天和黑夜都能看得楚的围目标牌，夜间可安装灯光显示标志。

（2）诊室布局：在急诊科的入口处设预检室，由专门护士 24 小时值班，接待患者。预检室前设宽敞的候诊室，并有轮椅及急救车供急诊患者随时使用。各科诊室应有明确标识，使患者能很快地到达指定的诊室。

（3）辅助科室：挂号、化验、X 线检查、超声检查、药房、收费等尽可能集中在急诊区范围内，形成独立单元，以免患者往返，缩短患者处置时间，从而保证有效的抢救与安全及急诊工作的顺利进行。

三、急诊就诊流程管理

急诊科要制定一系列的就诊流程，包括急诊患者的检诊－分诊－接诊－上级医生会诊－专科会诊－多科会诊以及急危重症患者的优先就诊抢救监护会诊－入院等急诊流程。并且要求急诊科和医院主管部门对上述所有流程实施动态监控，及时发现和弥补各个环节的疏漏，不断改进就诊流程。应当根据季节和急诊疾病谱的变化以及突发公共卫生事件等需求及时调整就诊流程和人力配备特别要强调急诊患者的首诊负责制，首诊医师负责患者的抢救治疗，任何人不得以任何理由推诿患者。

四、急诊护理服务管理

急诊科的护理服务直接反映医院急诊抢救水平的高低，反映医院以病人为中心的服务理念，也直接关系到急、危、重患者的生死存亡和抢救效果。所以要以良好的服务态度，提升急诊窗口形象，开展优质护理服务。

为使护理人员能以最快的时间、最准确的急救措施，为患者实施有效的治理，要有计划地加强护士的学习与培训，规范护理行为，注重学习专业发展的新动态、新技术、新方法，以不断提高各级护理人员的临床业务水平，提高整体素质。

为提高护理质量，护士长应 24 小时带班，以协调解决任何时间、任何人员出现的问题。不断完善各个岗位的工作流程和质量标准，做到事事有人管，项项有标准，月月针对不足提出原因分析及整改措施。日常工作做到“五到位”．即：关心患者到位，观察病情到位，护理措施到位，基础护理到位，健康教育到位。

为达到优质护理服务，在观察区域安排值班护士统筹安排所有观察患者，根据病情及时调配床位和座椅，缓解输液工作压力，确保护理安全。在抢教室注意调整护理人员编制和类型，开展分层级岗位责任制护理，由高、中、低年资护士合理搭配，既分工又合作。制订陪检、护送住院制度：对急诊患者的检查、收入院过程中，安排人员全程陪护，以应对患者的病情变化，避免不良事件的发生，降低医疗护理风险。在急诊监护室，加强危重抢救患者监护，根据病情确立抢救和监护方案，严密观察动态变化，做好各项诊疗护理记录。

五、急诊绿色通道管理

急诊绿色通道是指对危急重症患者开辟的急救快速通道，尤其在突发公共事件造成重大人员伤亡时，能够及时提供医学救援。规范、科学、系统地建设管理急诊绿色通道，体现了急诊急救“快速、高效、优质”的内涵，提高了对急危重症患者的救治成功率，方便了患者。建立以患者为中心的绿色通道，优化就诊流程，以保证绿色通道的畅通是绿色通道管理的宗旨。

急诊绿色通道的三大要素包括：训练有素、技术娴熟专业的急诊急救团队；各种设施完备、布局紧凑合理的急救区域[包括分诊台、抢救室、诊查室、手术室、急诊病房、急诊重症监护病房（EICU）、急诊收费、急诊化验、急诊药房、急诊B超、急诊放射室、导管室等多个区域]：医院管理部门和各科室的强力支持。

凡危及患者生命的疾病均属绿色通道的救治范围，此外还有需要救治的三位患者（就诊时无姓名、无家属陪护、无治疗经费的患者）。常见病种包括呼吸骤停、急性心衰、急性心肌梗死、心律失常、各种原因所致休克、重度多发伤、急性中毒、脑卒中等。

绿色通道在建设运行过程中，各部门应严格遵照已制订的规范科学的绿色通进管理制度，从绿色通进的人员保证、设备保证和管理支持等入手、做好绿色易通的建设。并定期或不定期做绿色通道运行评价，并不断做出持续改进，最终做到绿色通道畅通、高效、规范。为急危重症患者提供快捷高效的服务系统。

六、特殊病情患者管理

急诊科患者的疾病特点一个是急，另一个则是杂。对于那些疾病比较单纯的急诊患者，很好处理，或者在急诊观察后好转出院，或者直接收入对应的专科病房。但是对于如下几类患者，则要采取综合管理手段加以妥善处理：疾病及多个专科，并且没有病情主次之分；②病情不明，难以确定归属科室；③病情危重，不适宜转运；④可以明确归属科室，但相应科室已无治疗指征；⑤临终患者。

对于这些特殊病情患者，总的处理原则是：①必须有明确的主管科室对其诊治负责；②分清病情轻重缓急，积极对症治疗；③凡是病情相关科室都必须积极参与患者诊治，每日需有主治医师以上职称医师前来查房处理；④）主管科室根据病情需要，随时请相应科室相应级别医师前来会诊，或者组织全院会诊，邀请院外专家会诊：⑤跟患者家属加强沟通，让其充分理解患者病情及风险，协调患者去向事宜。

具体而言，对于上述每类患者，在处理原则上都有各自的着重点。

1、疾病涉及多个专科、病情没有主次的患者　该类患者最需要的是综合诊治，收入任何一个相关专科都并不十分妥帖，因此由急诊内科或首诊科室主管其他科室加强力量积极参与会诊，尽快使患者康复出院是管理要点。当然，前提是急诊具备足够诊治空间，否则，还是应以急诊医疗安全为重，指定某个专科接收患者入院。

2. 病情不明、难以确定归属科室　该类患者最需要的是疾病诊断，因此由首诊科室作为主管科室，邀请病情相关科室参与会诊，积极完善各类检查，邀请病情相关科室疾病诊断经验丰富的较高职称医师参与诊断，在医院层面建立急诊疑难杂症快速诊断机制是管理要点。

3. 病情危重、不适宜在普通病房接受诊治的患者　该类患者最需要的是危重症诊治，需要待病情平稳后再转往相应专科进行针对性治疗。因此，积极予以危重监护治疗是管理要点。综合性医院一般都设置有重症医学科病房，也有设在相关科室内的外科ICU、呼吸ICU、心内科ICU、儿科ICU、急诊ICU等重症监护病房，将患者先转入这类病房进行危重监护治疗，等待病情平稳。如患者病情暂不适宜转运，则要邀请该类病房医疗护理专家积极协助诊治。

4、无手术指征的患者　该类患者最常见于外科系统，其疾病性质应归属于外科疾病，但因为没有手术适应证或者存在手术禁止证甚或已经丧失手术时机因素已经不需要手术治疗，但还存在内科保守治疗的意义。该类患者管理要点是由首诊的外科科室作为主管科室，邀请相对应的内科系统专科和急诊内科协同诊治，是否应该收入作为手术科室的外科专业病房，则要根据急诊诊治空间来定。

5.临终患者　该类患者已经没有特殊治疗的必要，最需要的是临终关怀。因此，与患者家属加强沟通，使其充分理解情况，并积极协助患者家属联系临终关怀医院或剩余病房空间充足的下级医院，将患者转入该类医院度过临终期，是当务之急。

七、急诊科在应急医疗救援中的功能

1灾害事故 、突发卫生事件，医疗救援的概念　突发公共卫生事件指突然发生，造成或者可能造成社会公众健康严重损害的重大传染病疫情，群体性不明原因疾病、重大食物和职业中毒以及其他严重影响公众健康的事件。

灾害事故指地震、暴雨、洪水、台风，泥石流，山体滑坡等自然灾害和火灾各类交通事故、非人为因素爆炸、建筑物倒塌，矿山坑道坍塌及生产过程中其他原因所致的人群伤病亡。

其他突发事件包括武装暴力、人为因素引发的爆炸、枪击、投毒、纵火等刑事案件所致的人员伤亡以及涉外人员的非正常伤亡事件。对传染病菌种或毒株关失、群体性药物不良反应和群体伤等可能造成重大社会影响的事件也列入突发事件管理。

医疗救援系指因灾害事故、突发事件发生人群或人员伤病亡时的医学抢救治疗工作。

2、急救医疗保障和救援指挥系统的组成及其职责　急诊科是担负医院急救医疗保障任务的首要科室，除负责日常急诊患者的抢救工作外，凡遇重大突发事件产生的群体性损伤或暴发性疾病，都需要迅速发挥组织功能，启动应急救援指挥系统，有效组织群体性损伤或暴发性疾病抢救工作，尽可能降低伤亡率或疾病死亡率。

在应急救援指挥系统中，通常由医院的院长担任总指挥，主管医疗工作的副院长协助院长主持指挥应急救援工作。急诊科主任在其中担任着联络员的重要职责。医疗管理、后勤保障等相关职能部门及各临床科室的负责人作为该系统中的成员，按各自职能参与指挥、协调工作。应急医疗保障指挥系统的职责主要有：①接到重大传染病疫情、大麻中毒、群伤群治和重大抢救报告后，立即赶到现场组织有关科室投入抢救，协调临床、医技、后勤各部门的工作。② 根据需要组织急救医疗队参加院外现场抢救（紧急情况下，可由各科当天一线值班医师组成，此时二线值班医师顶替一线医师的工作)。(医疗急救指挥部有权调动各科人员、设备。紧急情况下，可超级指挥，以利于抢救。）处理抢救中出现的重大事宜，向上级医疗行政部门或有关部门汇报抢救情况，负责院外联系工作。⑤加强急诊科的建设和医疗急救的训练工作，提高应急医疗事件的处理能力。

3、重大抢救报告制度　建立日常重大抢救及大型活动医疗救护报告制度是为使各级卫生行政部门领导及医院领导随时掌握重大抢救和大型活动医疗救护的动态，以便向上级部门报告抢救和医疗情况，提出咨询建议，做好协调方面的工作，更好地组织医疗力量进行及时有效的抢救和治疗

凡涉及灾害事故、突发事件所致死亡 2 人及以上或同时伤亡 5 人以上的抢救，知名人士的抢救；保健对象的抢救；外籍、境外人员及其他特殊人士的抢救：大型活动的医疗救护以及其他特殊情况的抢救，有关人员都应遵循及时准

确、逐级上报的原则向直接领导或上级部门报告。紧急情况下可越级或跨部门报告，但此后必须向直接领导或上级部门补报

第四节　住院诊疗管理

一、住院诊疗管理的概念

住院诊疗是以三级医生（主任医师、主治医师、住院医师）结构为核心，应用医学科学理论知识、现代化诊疗手段，充分发挥医院整体功能对患者个体和人群实施诊疗。在治疗过程中充分发挥组织、协调、控制等系统管理功能，提高医疗工作效率、保证医疗质量、提供满意的医疗服务。

住院诊疗管理是指对入院接受诊疗的病人，提供良好的医疗服务，实行以病房管理为中心、以三级医生负责制为基础的全部管理活动。这包括对住院诊疗组织结构的设计、医疗质量的监控、医务人员实施诊疗活动行为规范、诊疗技术的应用管理、规划，提高住院诊疗整体水平的目标管理等。住院诊疗管理就是通常所说的病房管理。由于病房的性质、病情严重程度、住院时间长短不同，因此管理的侧重点不同，但基本要求是相同的，即对新入院病人要按照诊疗程序严格全面地进行，对危重和疑难病人要进行重点监控管理，要为所有住院病人创造尽可能良好的诊疗和休养环境，要对每一位出院病人（或者死亡病例）进行医疗服务质量的评价。

二、住院诊疗管理的意义

（一）住院诊疗管理是医院整体医疗水平的保障

病房是医院实施诊疗工作的主要场所，不仅为住院病人提供诊疗服务，而且为门、急诊工作提供坚实的后盾。病人要早期诊断、早期治疗，危重病人要监护、抢救，手术病人要观察，这些活动需要通过住院诊疗管理来协调临床、医技科室的工作，使之紧密配合，发挥医院整体医疗功能，才能使病人得到及时、有效、合理的诊疗服务。

（二）住院诊疗管理是发挥医院功能的中心环节，是医疗质量的基本保证

门诊与住院诊疗是医院医疗工作的两大组成部分，住院诊疗主要是对疾病个人进行连续、系统诊疗，管理难度大，复杂性高，技术性强，并且涉及医院的各个科室及各部门。住院诊疗质量不仅是医疗质量的集中体现，也是医院整体工作的基础。因而，住院诊疗管理是发挥中心环节带动全面工作，为医院的优质医疗服务提供保障，集中反映了医疗质量和水平。

（三）住院诊疗管理水平是医院服务能级的一项重要标志

病人诊治效果的转归，医院技术水平和医疗质量的高低，医院的信誉和社会信任度主要源于住院诊疗管理，有效的住院诊疗管理水平可提高服务工作效率、医疗技术水平及质量、合理消耗医疗资源，因此住院诊疗管理水平是医院服务能级的一项重要标志。

三、住院诊疗管理的特点

（一）以病房管理为中心涉及多学科多部门的协作

住院诊疗是在医院内特定的环境条件下，为达到最佳医疗服务效果所实现的组织管理行为。住院诊疗的主要场所在病房，以病房管理为中心，同时病人的管理组织、病房环境气氛、严格地预防院内感染及设备维修、后勤供应等都与病房活动息息相关，是以病房管理为中心的系统工程。

（二）以三级医疗机构为核心，医疗业务活动为重点的管理体系

住院诊疗中医生相对固定，由三级医生结构组成，三级医生相互间通过不同的职能各司其职，并以检诊、查房、会诊、病例讨论、医疗文书书写等业务活动相互联络、协同组成紧密工作网络，各网络间信息交流，及时收集反馈信息，完成诊疗工作。通过三级医生结构，调控目标，运作管理功能。

（三）医疗功能的连续性、协同性、系统性、综合性

住院诊疗服务是综合性的，包括医学服务和生活服务的综合。就诊疗来说，包括医疗、护理、医技、心理、营养等方面的服务；就生活服务来说，包括饮

食、清洁卫生等。住院诊疗服务的综合性带来住院诊疗工作的协同性，综合服务有赖于各种专业人员的共同协作支持配合。

对住院病人的诊疗包括诊断、治疗、康复3个过程。医院必须向住院病人提供一系列的服务，只有加强纵向、横向协调，加强对住院诊疗工作系统管理，才能保证病人得到及时的、全面的、优质的医疗服务。

（四）信息量大，内容丰富，反馈调节作用明显

住院诊疗中有各种医疗方案、措施、效果、数据，信息量大，内容丰富，因此要求管理者必须随时收集反馈信息及时调控并指导纠正行为偏离。

四、住院诊疗的任务

1. 为住院病人提供优质的诊疗服务

发挥三级医生负责制为核心的组织效能，不断提高诊疗质量和技术水平，为病人提供及时的、连续的、系统的、规范的、优质的诊疗服务。医院的主要医务人员的各种医疗服务主要集中在住院诊疗工作中，医院的行政后勤服务更要落实在住院诊疗工作中。为住院病人提供优质的诊疗服务是医院工作最根本、最核心的任务

2. 为住院病人提供良好的诊疗条件和环境

除了为住院病人提供相应的诊疗服务，还要为住院病人提供良好的生活服务。为住院病人提供良好的诊疗条件和环境包括 3 个方面：①为病人创造安静、舒适、整洁、安全的住院环境；②为病人提供各种生活照料及相应的特殊服务；③做好病人的心理治疗和咨询，使病人保持良好的心理状态，积极接受和配合各种诊疗工作。

3. 为医务人员和医学生提供临床实践场所

住院诊疗工作是为医学生提供临床实习和为进修医生提供学习深造机会的场所，同时也是医务人员提高临床实习和为进修医生提高临床技术水平的载体，医学水平、医疗质量的提高永远离不开病人的奉献

4. 为开展临床科研提供重要基地

临床科研成果主要通过住院诊疗来取得，而且只有通过开展临床科研工作才能保证住院诊疗工作的质量和促进病房工作管理水平的提高。

五、住院诊疗组织

住院诊疗组织是指对入院病员实施诊疗活动，发挥诊疗功能的组织设置及医疗技术人员能级机构方式。我国综合性医院的住院诊疗组织通常由联络组织、中心组织、支持组织 3 个部分组成。

联络组织的工作由住院处完成，负责门、急诊与住院诊疗的联系，办理病人出、入院、安排调整病位、住院经济核算、协调解决住院中遇到的各项事务问题；中心组织由接纳病人住院并从事诊疗活动的病房组织及与诊疗活动直接相关的医疗技术科室所组成；支持组织主要为住院诊疗活动正常进行提供药品、器械、设备、后勤生活供应等。

病房是运行系统的中心，诊疗组织的基层单位，由病房单元组成：每个病房单元一般设 30～50 张病床，一个护理单元可分数个护理小组，根据拥有的主治医生可分为 1 到数个由医生组成的医疗小组。每个病房设 1~2 名护士长，有一名以上的主治医生，科主任指定一位主治医生为该病房负责人，负责领导本病房的行政业务工作。实行科主任、科护士长领导下的主治医生、护士长分工负责制。

六、住院诊疗的业务管理

住院诊疗的业务工作包括入院、出院、转院、检诊、查房、会诊、病例讨论、计划诊疗、病历书写、晨会、值班制度、随访及其他内容，住院诊疗的管理就是通过组织、协调、指导、控制，把各项内容及其程序有机连接起来，使住院诊疗工作形成一个有效的整体，达到质量最优化。

（一）入、出、转院

入、出、转院一律服从医嘱，手续通过住院处办理。病人出、转院由病房主治医师以上专家决定。

（二）检诊

检诊是医疗决策的首要环节，检诊的内容包括采集病史、体格检查、常规检查和特殊检查，检诊的程序为：①病人到病房后，护士迅速安置床位，简单询问病情，进行一般的生命体征的检查，向病人介绍入院的有关事项，并通知主管住院医师接诊；②主管住院医师及时对病人进行检诊，作出初步诊断，及时下达长期医嘱和临时医嘱

（三）查房

查房是病房最基本、最重要的医疗活动，是提高医疗质量的重要环节，也是培养下级医护人员的重要手段，要严格执行卫生部有关规定，实行三级医师查房制度。查房的方式包括晨间查房、午后查房、夜间查房、急危重病人的查房和教学查房。

（1）晨间查房分为住院医师、主任医师查房。住院医师每天对所分管病人晨间查房一次，主治医师、主任医师每周定期查房，对所分管病房的新入院病人、急危重病人及诊断不明确、治疗效果不好的病人重点查房，主治医师每周2～3 次，主任医师每周至少一次。

（2）午后查房主要是住院医师对自己所分管的病人进行重点巡视，观察重、危、疑难、发烧、待查、新入院及手术后病人的病情变化，检查当天医嘱执行情况及疗效，同时做好对夜班医师交代危重病人需要观察治疗的准备。

（3）夜间查房是夜班医师对一般病人的夜间巡诊和对重危病人所进行的连续诊查工作。

（4）急危重病人查房可根据病情需要每日进行数次。

（5）教学查房对实习和进修医生、护士可专门安排主要为教学目的的查房。

（四）会诊与病例讨论

会诊是发挥医院各学科优势，发挥医院整体功能，发挥医务人员集体智慧，

重点解决疑难、危重病人和特殊医疗对象的诊断和治疗的一种重要方法和有效形式。

会诊的方式包括科内会诊、科间会诊、全院会诊、院外会诊、急诊会诊和院内外大会诊。会诊时要做好完善的会诊记录，会诊记录与整理的材料，应纳入病历中保存病例讨论既是住院诊疗管理的一种重要形式，又是住院诊疗管理的一项重要制度，是病房基本的医疗活动。

根据临床医疗和教学安排需要，病例讨论可分为疑难病例讨论、术前病例讨论、出院病例讨论、死亡病例讨论等。

（五）治疗

临床治疗的范围较广，主要包括药物治疗、手术治疗、物理治疗、放射治疗等多种，通常由医师和护士分工协同进行。无论何种治疗方法都必须按医师的指令及医嘱执行，病房诊疗工作通常是以医嘱形式来实现的。

医嘱是医师在医疗过程中下达的指示，是对病人的有关诊断、治疗、护理工作的决定和要求，是医疗信息传递的渠道。

医嘱分为长期医嘱、临时医嘱和备用医嘱。医嘱直接关系到诊疗质量，甚至关系到病人生命安危，因此必须认真执行医嘱制度。

（六）病历书写

病历是记载病人的疾病发生、发展及其转归的医疗记录，是临床医师根据对病人进行的问诊、检查后所收集到的病情资料加以归纳、整理后书面写成的记录，是医务人员在医疗活动中形成的文字、符号、图表、影像、切片等资料的总和，包括门、急诊病历和住院病历。

病历书写对诊疗质量具有重要意义，完整的病历是临床医师对诊疗工作的全面记录和总结，因此它是保证正确诊断和制定合理的治疗和预防措施的重要依据，是进行教学和科研工作的基本资料，也是医院信息管理最重要、最基本的资料。

病历书写有明确的格式和常规，各科亦有标准示范病历。对病历书写的基本要求是真实完整、文字精练，字迹清晰，科学性强，表达准确，标点符号运用正确，层次分明，重点突出，关键性情节、因果关系交代清楚，及时完成，计量单位标准。

病历质量评审要实行三级监督检查制度：一级自我监督是以诊疗小组为单位，主治医师通过查房对病案及时修正并按标准评估，出院时作总评分；二级评审由诊疗单元主任医师全面评价；三级评审由院指定病案管理专家专审。

（七）晨会与值班制度

（1）晨会是医护人员交流诊疗信息，保持诊疗环节连续性进行的医务组织形式，属病房工作例会。由病房负责人主持，全体人员参加，通常由值班医护人员报告病人流动情况，重危及手术病例、接受特殊检查前后病情变化及值班时间内病人情况，对需要立即解决的问题当场决定，每周利用 1 次晨会传达上级指示，晨会应有记录，时间一般不超过 30 分钟。

（2）值班制度是在夜间、节假日及集体学习、劳动和会议等时间，设值班医护人员履行巡视病房，完成新人院、危重病人及急诊会诊医疗诊治任务和急症手术。遇到重大问题及复杂疑难问题需立即解决，及时向上级请求报告，并写好病历及病程记录。

（八）随访

随访是住院诊疗工作的延续，是开展家庭医学，进行全面综合性医疗服务的途径，应引起重视并成为制度。现阶段随访任务，主要是对重点疾病、重点人群延续治疗，建立家庭医疗服务网络。

第五节 重症医学科的管理

加强监护（intensive care）是近 40 年来在医学科学领域中逐渐形成的一门新兴学科，成为一个独立的医疗新领域。加强监护病房（intensive care unit,

ICU）又称为重症监护病房，是根据现代医学发展的需要和新仪器设备的出现而产生的，是一种现代化的、先进的诊疗护理组织形式。国内外已把 ICU 的建立，包括床位数占医院总床位数的比例、设备完善度、人员素质以及抢救效果等方面，作为判断一个医院的医疗功能分化程度与总体技术水平的重要标志之一。随着生物医学工程产品的不断更新，各种先进监护仪与高新尖生命支持装置与技术的广泛应用，以及 ICU 内医护与技术人员的经验积累和素质提高，各类危重病人的治愈率大大提高，显著地降低了死亡率和病残率。

一、ICU 的历史

1863 年，南丁格尔就曾撰文提到专门为术后病人设置“小房间”，这便是 ICU 的雏形，直至 20 世纪 20 年代被正式命名为“术后修复室”，这是最早的关于 ICU 的设想。20 世纪 40 年代后，国外逐步建立了麻醉复苏室，以集中观察治疗麻醉手术后的病人，安全度过围手术期，有效地保证了病人麻醉后的安全，也进一步启发和孕育了建立 ICU 的设想。1952 年夏，丹麦首都哥本哈根发生了脊髓灰质炎的流行，造成了很多延髓性呼吸麻痹的病例。当时病人被集中起来，在内科和麻醉科医生的共同努力下，通过气管切开保持呼吸道通畅并进行人工通气，使死亡率显著下降，这使有关医生认识到加强监护和治疗的重要性。1958 年美国正式成立了综合 ICU，当时隶属麻醉科管理。1962 年又成立了心脏病 ICU。1963 年美国在全国范围内首次大规模举办了 ICU 学习班，并于 1970 年成立了危重病医学会。我国 ICU 的建设起步较晚。1982 年北京协和医院成立了手术后 ICU，属外科系统管理，1984 年成立了综合性 ICU。经过 10 余年的探索和实践，目前全国各省级医院及许多市级医院均已设置了 ICU。1997 年 9 月，中国危重病医学专业委员会在北京正式成立。

二、ICU 的定义、类型

ICU 是指把需要特别诊疗和护理的急重危病人，集中在一个专治的病区或病室，采用专门的诊疗技术和仪器设备，实施加强诊疗、护理和监视的一种过渡性诊疗组织形式，是随着医疗护理专业的发展、新型医疗设备的诞生和医院管理体制的改进而出现的一种集现代化医疗护理技术为一体的医疗组织管理形式。它集中了一批训练有素、精干的医护人员，利用先进的、高科技医疗仪器设备及先进的诊疗、护理技术，将急危重病人集中进行严密的动态监测，强化治疗及精心护理的场所。

ICU 有以下 6 种类型

（1）重症集中监护病房：综合性质的监护病房，收容对象为经过集中抢救、治疗有可能恢复的各种急重症病人，如有休克、复合外伤，心、呼吸、肾衰竭等的重症病人以及大手术、新开展手术后早期的病人等，当病情缓解后，可转入普通病房。

（2）冠心病监护病房（coronary careunit，CCU）：收容心肌梗死急性期或心肌梗死先兆心律失常等病人。

（3）麻醉及术后监护病房：大手术、新开展手术的病人，在术后几天内可在术后复苏室集中治疗、护理，当停止补液、拔掉胃管或已脱离危险时可返回原病房。

（4）新生儿监护病房（NICU）：收容新生儿急重症病人，包括早产儿，甚至胎儿的监护、新生儿低血糖、新生儿重度高胆红素血症等。

（5）肾透析病房（MOCU）：收容肾衰竭病人或肾移植病人做血液透析。急性肾衰竭病人在肾透析病房治疗效果好。

（6）其他监护病房，包括呼吸监护病房、神经监护病房、创伤监护病房、烧伤监护病房等各类型的监护病房。医疗管理

三、ICU 的设计

1.ICU 选址

ICU 的病人 50%为重大手术后的病人，由各手术科室转入。其余病人来自急诊、其他各科或直接从院外转入，故 ICU 的地址宜在全院较中心的位置并与

麻醉科及各手术科室相近。为便于抢救，其位置尚须靠近血库及其他相关科室，并在各通道标上醒目的指示牌。

2. ICU 的规模

国外200 张床位以上的医院常设ICU,ICU的床位数一般占总床位数的1%～2%，也有一些重点医院或急救工作量大的医院 ICU 的床位数可达 6%。一些综合性大医院由于专科力量强而设置各专科的 ICU，ICU 的床位数达 10%～20%。我国目前尚无统一标准，按最新医院分级管理标准，三级医院至少具有 4 张床位的 ICU。

3. ICU 的平面布局

常见圆形、长方形或“U”形布局，现更趋向于大病房，室内用大平板透明玻璃分隔为半封闭单元。ICU 的平面布局要达到：①从中心监护台能观察到所有病人；②病房排列宽敞，便于抢救；③内分清洁区和非清洁区；④有固定放置药物、仪器及其他医疗用品的场所。

四、ICU 的管理

1. ICU 的组织机构

综合性 ICU 在院长领导下，实行科主任负责制，由科主任全盘负责全室医疗行政工作，主治医师带领住院医师分级管理病人的医疗。护士长在科主任领导下，主管护理工作，监督护士执行医师下达的医嘱，检查 ICU 规章制度的落实。

2. ICU 工作人员的编制

在我国综合性 ICU 作为一个独立的科室，原则上 ICU 应作为一个独立的科室。ICU 人员编制设主任医师或副主任医师 1 名，主治医师 2~3 名，住院医师 5~7 名，各级医师总数与 ICU 总床位数之比为（1.5～2）：1，护士总人数与总床位数之比为（3～4）：1，同时还应配备一定数量的工程技术人员和护理人员、勤杂人员。

3.业务管理

（1）制定监护病房病人的入室、离室标准；制定合适的探视制度，避免院内感染。

（2）建立一套严格的工作制度。监护病房同其他病房相比，具有更急、多变、复杂的特点，因此要有严格的各种岗位责任制，交接班制度，抢救操作程序等一系列的制度，以保证病房的医疗业务环节正常运作。

（3）严格执行消毒制度。监护病房的病人多有插入性导管和气管切开，加上病人的免疫防御功能低，感染的可能性很大，因此要求严格执行消毒隔离和感染管理。

（4）病区标准化管理：病区标准化管理是医院目标管理总体规划的组成部分，主要包括病区管理制度化、医疗技术规范化、病房设置规格化、医疗质量标准化。标准化管理强调运作的统一、协调、简单，是高质量、高效率完成住院诊疗的保证措施。

第六节　康复管理

康复医学（rehabilitation medicine）是一门新兴学科，是医学的一个重要分支。康复医学作为第三医学与保健、预防、临床共同组成全面医学（comprehensivemedicine）。

一、康复医学概述

康复（rehabilitation）是综合协调地应用各种措施，以减少病伤残者身心、社会功能障碍，使病伤残者能重返社会。康复不仅是训练残疾者使其适应环境，而且还需要调整残疾者周围的环境和社会条件以利于他们重返社会，并要求残疾者本人、家庭及其所在的社区参与有关康复服务计划的制定和实施。

康复医学是为了达到康复的目的，侧重应用医学科学技术和康复工程等手段，努力做到早期评价、早期康复治疗、早期恢复，并且和社会康复、教育康复、职业康复相配合，借以改善以至于恢复残疾者生理上、心理上的整体功能障碍，为重返社会创造条件。

全面康复：主要包括医学康复或医疗康复（medical rehabilitation），即利用医疗手段促进康复；教育康复（educational rehabilitation），主要促进残疾儿童、青少年上学受教育；就业康复（vocational rehabilitation），主要促进青壮年残疾人就业或自谋生计；社会康复（social rehabilitation），主要研究和协助解决残疾人重返社会时遇到的一切社会问题，使之能够有机会参与社会生活，不受歧视，并能履行力所能及的社会职责。

上述 4 个方面的康复就是全面康复，医学康复是全面康复的基础和前提。

（一）残疾的分类

康复医学的对象主要是由于损伤以及急、慢性疾病和老龄带来的功能障碍者，先天性发育障碍的残疾者。

2001 年世界卫生组织（WHO）将《国际损伤、残疾和残障分类》（ICIDH-2）修改为《国际功能、残疾和健康分类》，简称国际功能分类（ICF）。它将“疾病的结局分类”转变为“健康的成分”分类，是以健康新概念为基础的，即健康是功能状态，是个人作为个体和社会成员完成全部生活的能力，它把功能作为判断健康的主要因素。而功能又分为身体功能和结构、活动与参与 3 个方面。当三者均正常时为健康状态。相反，当身体功能和结构受损伤和（或）能力受限和（或）参与局限性时为残疾。

因此，残疾可分为损伤、活动受限和参与局限性 3 类或 3 个水平。残疾是对上述三者的一个概括术语，现描述如下。

（1）损伤（impairments）：身体结构或生理功能（包括精神功能）的丧失或异常。

（2）活动受限（activity limitations）：个体在进行活动时可能遇到的困难。

（3）参与局限性（participation restrictions）：个体投入到生活情景中可能经历到的问题，是否参与局限要通过比较个体的参与和在相同的文化或社会中无残疾个体所期望的参与来决定。

在 ICF 的模式中，以上各个项目间的关系是双向的、有关联的、相互作用的同时，它们受背景性因素的正面或负面影响。背景性因素包括环境因素和个人因素，前者包括自然界及其特征、其他人员的态度、社会体制和服务以及政策、规则、法律等；后者如年龄、性别、社会阶层、生活经历等。因此，我们要改善环境和个人因素，有针对性地采取三级预防措施，以预防或减轻残疾的发生程度，促进健康。

（二）康复医学的内容

康复医学工作的主要内容包括康复预防、康复评定和康复治疗。

1. 康复预防

应用流行病学的方法，通过对致残因素等的研究，采取措施预防和控制残疾（包括原发性和继发性）的发生和发展。

康复预防分以下 3 个层次进行。

（1）一级预防：又称初级预防或病因预防，就是针对致残原因，采取各种有效措施，预防致残伤病、发育缺陷、精神创伤等的发生。

（2）二级预防：就是早发现、早诊断、早治疗、早康复，限制或逆转由损害造成的活动受限，特别是要积极治疗可能致残的疾病，如脑卒中、高血压、糖尿病、精神病、肢体损伤等。

（3）三级预防：就是积极康复治疗，防止损害或能力受限向社会参与局限转变。特别是通过康复训练、特殊教育、提供合适的辅助器械、提供生活、就业指导和心理、社会参与方面的咨询，提高残疾人生活自理和参与社会的能力，做到残而不废。

2. 康复评定

康复评定（rehabilitation evaluation and assessment）是康复治疗的基础。康复评定不单是寻找疾病的病因和诊断，而是客观地、准确地评定功能障碍的性质、部位、范围、严重程度、发展趋势、预后和转归。评定工作一般在治疗的前、中、后进行一次，根据评定结果，制定、修改治疗计划和对康复治疗效果作出客观的评价。

3.康复治疗

（1）物理疗法（physicaltherapy，PT）：应用躯体运动、按摩、牵引、机械设备训练等力学因素和电、光、声、磁、冷热、水等其他物理因素预防和治疗伤病的一种治疗方法。它是康复治疗中应用最广和最主要的方法。

（2）作业治疗（occupational therapy，OT）：利用经过选择和设计的作业活动，以治疗躯体和（或）精神疾患，使患者在日常生活各个方面的功能和独立性达到可能达到的最高水平。常用的治疗性作业有：日常生活活动训练、职业性劳动训练、工艺劳动（如泥塑、制陶、编织等）、园艺劳动，以及其他促进生活自理、改善日常生活素质的适应性处理和训练。

（3）言语治疗（speech therapy，ST）：矫治各种言语障碍、恢复交流能力。

（4）心理治疗（psychotherapy）：针对患者心理、精神、情绪和行为异常进行心理治疗。

（5）康复工程（rehabilitation engineering）：利用假肢（prosthesis）与矫形器、假体、轮椅与助行器、自助器具、特殊护理系统（如机器人、环境控制系统）、聋盲哑人辅助器（如电子导盲装置）、无障碍设施等，以补偿、矫正或增强残疾者功能。

（6）中国传统康复治疗：如推拿按摩、针灸、气功、导引、食疗、药疗等。

（7）康复护理：主要在一般治疗护理的基础上，采用主动护理及配合与日常生活活动有关的物理疗法、作业疗法等以提高残疾者的生活自理能力。

（8）其他：如文娱治疗（recreation therapy）、临床社会工作、职业咨询和必要的矫形手术、药物疗法等。

（三）发展康复医学的必要性

1. 残疾人增加

随着工业与交通日益发达，因工伤和车祸致残的人数增多。据世界卫生组织统计，当前全世界残疾人占总人口的10%左右，总数约4.5亿人，其中残疾儿童约1.5亿人，80%在发展中国家。

2. 疾病谱的改变和慢性病比例增加

随着医学的发展和人们生活水平的提高，传染病的发病率下降，慢性病的发病率提高。心血管疾病、创伤、癌症都位于疾病发病率的前列，而康复医学能帮助慢性病人提高生活质量。如心肌梗死后存活的病人进行积极的康复治疗可以明显延长寿命，参加康复治疗者的死亡率比不参加者低36.8%。

3. 老年人的比例增加

随着期望寿命的增加，老年人的比例明显增加。老年人多患有多种慢性病，老年人心肌梗死、脑血管意外和癌症的发病率比年轻人高。

（四）康复医学的工作方式

采用多专业联合作战的方式。

由于康复医学由多个专业组成，因此解决病人的功能障碍由康复治疗组的形式完成。小组的领导人为康复医生（physiatrist），其他成员包括理、体疗师（physical therapist，PT），作业疗法师（occupational therapist，OT），言语矫治师（speech therapist，ST），心理治疗师，假肢与矫形器师（prosthetist and orthotist，PO），文体治疗师（recreation therapist，RT），社会工作者（social worker，SW）等组成。各专业人员对患者的功能障碍提出各自的对策，然后由康复医生归纳总结为一个完整的治疗计划，由各专业分头实施。

世界卫生组织提出的康复服务方式有以下 3 种。

（1）康复机构的康复（institution-based-rehabilitation，IBR）：包括综合性医院中的康复科、康复门诊、专科康复门诊、康复医院等。有较完善的康复设备，有经过正规训练的各类专业人员。

（2）上门康复服务（out-reaching-rehabilitation，ORR）：具有一定水平的康复人员到病、残、伤者家庭或社区进行康复服务。

（3）社区康复（community-based-rehabilitation，CBR）：依靠社区资源为本社区病、伤、残者就地服务。

（五）康复医学的地位和作用

随着社会进步和人们的观念改变，21 世纪康复医学将比 20 世纪更加辉煌。康复工作的对象将侧重于老年人、慢性疾病患者。以及各种障碍、失能和残障者。康复医师首先必须负责患者的医疗。康复医学作为第三医学与保健、预防、临床共同组成全面医学，但康复医学并不是医疗后的延续，也不是临床医疗的重复，而是从治疗的第一阶段就开始并进。

二、医院康复科（部）管理

卫生部颁布的《医院分级管理试行草案》规定各级医院均负责预防、医疗、保健和康复服务任务，其中康复服务均包含医院内康复和社区康复两方面，同时规定二、三级医院必须设立康复医学科，属于一级临床科室。

医院康复科是临床一级治疗科室，具有丰富的治疗经验，是心功能康复、心理康复、急慢性疾病康复治疗的重要科室，是承担临床各科以及社区康复治疗和训练任务的重要科室之一。康复科服务的对象主要是各种长期功能障碍的患者，包括残疾人，各种慢性病、老年病患者、部分急性期及恢复早期的患者。服务的宗旨是利用一切可利用的综合措施，促进病、伤、残者功能恢复，提高生存质量，使患者能够重返社会。

（一）医院康复科的任务

（1）提高康复医疗质量：遵守医德规范，为残疾人和功能障碍者提供优质服务，重点是为早期、急性期或手术后的残疾人进行康复医疗。

（2）开展健康教育：侧重宣传诸如残疾的原因和预防措施，社会、残疾人自己及其家庭如何正确对待残疾、积极参与康复工作以及了解康复医疗常识等。

（3）开展人员培训和科研工作：有条件的康复科应承担康复医学人才培养工作，包括继续教育任务，并应结合康复医疗实际，开展科研工作。

（4）指导基层医疗卫生单位开展社区康复工作，并对地区康复体系和康复医疗网络系统提供技术指导。

（二）康复科的特点

1. 康复服务对象的特殊性

康复科的服务对象主要是老年人、慢性病人、残疾人，总之有不同程度功能障碍者，因此无论在医疗服务或生活服务方面，其难度和工作量都要高于其他科室。

2. 康复服务手段的多样性

康复科的治疗手段多种多样，根据病情的不同采用不同的方式，目的是使残留的功能得到最大限度的发挥。

3. 康复科建筑要求的特殊性

康复科的建筑必须适应残疾人和老年人的活动。

4. 康复医务人员的专业性

康复人员必须是经过专业培训的专业人员，包括康复医生，理、体疗师，作业疗法师，言语矫治师，心理治疗师，假肢与矫形器师，文体治疗师，社会工作者等组成。

5. 康复医疗程序的特殊性

康复医疗不是针对疾病、病程，而是着眼于功能障碍的程度和恢复的情况。而且在诊治过程中通常采用康复医疗小组的组织形式。

（三）康复科的管理要点

1. 加强对康复科的领导和建设

重视康复科的发展和建设是发展康复医学的前提，也是搞好康复科管理的重要前提。发展康复医学的必要性和康复医学的迅速发展使康复科在综合医院中的作用和地位日益重要。

2. 抓好康复专业人员的培训

康复对专业人员的要求较高，缺乏健全的康复专业队伍，康复科的服务和质量是不可想象的。因此要抓好康复人员的培训。

3. 搞好与其他临床科室的协调性

康复科的最大特点是跨学科性，同时康复科的收治对象也靠其他临床科室来联系支持，康复过程中遇到的困难也要靠其他临床科室支援解决，因此康复科的业务工作要注意同其他科室的协调，只有这样才能提高康复医疗的质量和水平。

4. 抓好社区康复工作

社区康复是康复医疗与初级卫生保健的结合，是康复工作中很重要的一环。综合医院的康复科开展社区康复工作是重要的社会责任。

第七节　内科系统管理

内科系统是指主要运用药物治疗等非手术方法来诊治疾病的临床科室，包括心血管内科、呼吸内科、消化内科、肾脏内科、血液内科、内分泌内科、风湿免疫科、神经科、老年医学科等学科。

1. 业务特点

（1）内科系统是临床诊疗的重点和临床医学的基础：内科系统诊治患者多涉及病种广、诊断手段复杂、治疗方法多样，因此其人员、设备配备较多。内科的基础理论和诊疗基本方法是临床各科室都通用的，其诊疗水平对其他科室的发展具有较大影响。

（2）内科系统病种繁多、诊疗难度大：内科疾病可因季节、年龄、地区、职业等因素的不同而有不同的类型，不少疾病存在隐性和多变性，确诊难度大。不少疾病的发病机制尚不清楚，还缺乏有效的诊疗手段。内科不同系统和器官的疾病之间常常相互影响，并发症、并发症较多。此外，内科系统疾病的个体差异性也较大，同种疾病在不同个体身上的症状、体征可能存在较大不同。这些都造成了内科疾病的诊疗难度大。

（3）内科系统同基础医学和医技科室联系广泛：内科与医学基础学科有广泛而紧密的联系，基础医学的进步推动着内科的发展；内科的诊疗工作必须较多地依靠医技部门，同时基础医学的理论和医技部门的诊疗新技术，往往首先在内科得到应用与验证。

（4）内科系统知识性和理论性较强：内科系统疾病的诊治需要丰富的医学基本知识和基础理论，相对于外科系统疾病而言，技术性相对较弱。因此对于内科医师的培养应侧重于基本知识和基础理论的强化，由于知识和理论的应用相对比较稳定可靠，因此在对内科系统的医疗管理手段上也相应侧重于诊疗效果的评估，而非外科系统那样以加强诊疗技术的规范应用作为监管重点。

（5）内科系统是以药物治疗为基本手段：内科必须加强合理用药管理，包括用药适应证、禁忌证、用药时点、用药时间、用药途径、剂量及疗程等，内科药物治疗的同时不能忽视护理、营养、心理、理疗、中西医结合以及近年来不断发展的各种介入疗法等综合性治疗。

2. 管理要点

（1）诊断工作

1）掌握内科诊断的程序与方法：首先要收集必要的资料，包括病史、体检实验室检查和功能检查等，其次是运用医师的医学理论和临床经验，对所收集的资料和结果加以整理、归纳和分析，进而作出初步诊断，并根据病情之变化给予适宜的治疗。

2）做好新患者、疑难病例的诊断工作：对新入院的患者要求及时、全面、准确地做出初步诊断。诊断工作必须实行三级检诊制，严格实行疑难病例讨论与一级查房制度。

3）抓好诊断质量的提高：诊断资料的完整性与可靠性是保障诊断质量的基本前提。临床医师的理论、技能和实践经验的不断提高是保证诊断质量的基本条件。现代医学知识更新快，大量新技术、新业务的临床应用，要求内科医师要不断学习新理论、新技术，还要不断积累实践经验，努力提高理论水平与技术水平。

4）加强诊断管理工作：医院诊断水平的提高不仅仅由临床医师的业务能力和临床经验决定，也跟职能管理部门的工作水平密切相关，通过定期、不定期的检查和数据统计分析，以诊断符合率等统计指标全面监控医院的诊断水平变化情况，从科室、医师、病种等各个层面多因素多角度地细化医院的诊断水平状况，从面精准地定位导致医院诊断水平变化的具体原因，加强管理，调查补缺确保医院诊断水平的稳步提升。

（2）治疗工作

1）掌握内科治疗原则和方法：内科是以药物为主进行综合治疗的科室，因此必须坚持合理用药原则，谨慎制订用药方案，既要避免用错药、更应防止用药。

2）组织急危重症患者的抢救工作：平时做好准备工作，包括抢救空间、抢救器材、抢救设施、人员抢救能力培训和抢救预案建设等。抢救中注意严密观察病情，并及时组织会诊，提高抢救成功率，防止和减少失误。

3）做好慢性病的治疗工作：内科慢性病患者多，且大多为身心疾病、应当注意生理、心理治疗并重。难以治愈者，应尽力减轻患者痛苦。

4）加强治疗管理工作：一个医师的治疗水平的高低由其临床经验和技术水

平决定，而一个医院的整体治疗水平的高低则来自管理。管理对于治疗工作可以做到：一是监控治疗水平的变化情况，寻找导致治疗水平变化的原因、并有的放矢，消除导致治疗水平下降的隐患；二是进行合理有效的治疗体系安排和规范严谨的治疗制度制定，尽可能使每一例来院患者都能得到适宜治疗

（3）护理工作：医疗和护理在医治疾病的过程中是不可分割的有机整体、两者相互依存、相互影响、相互促进。内科疾病的复杂、多变和难愈等特点、更需要医护紧密配合与协作。护理工作的质量，直接影响着医疗质量，甚至影响患者的生命安危。因此在加强医疗管理的同时，同样要重视护理管理工作。

第八节　外科管理

指以手术操作为主要治疗手段，为患者提供临床医疗服务的科室。包括：普通外科、骨科、心脏外科、胸外科、尿外科、整形外科、神经外科、小儿外科、烧伤科、眼、耳鼻科等。

1.业务特点

（1）手术治疗的有效性和局限性：手术治疗可以获得很直观的疗效，但也有其局限性。有些手术是对病情好转起决定作用的治疗，而有些手术仅是整个治疗的一部分，术后尚需进行综合治疗，有些手术效果立竿见影，有些需远期观察后才能判断；有些手术可以达到根治目的，而有些手术仅能起到探查和明确诊断或缓解症状的作用。

（2）手术的风险性和层次性：手术，尤其是较大手术，其中间环节和影响因素较多，因为诸多不确定性，故而具有一定风险性。所以要强调手术计划的周密性和完整性，严格把握适应证、禁忌证和操作程序，制订风险防范措施以及风险补救预案。要对各类手术进行分级，建立手术准入制度，各级医师要严格遵照获准的手术范围和要求的手术规范开展手术，以此防止手术风险的发生。

（3）手术的创伤性和时机性：手术对组织或器官有一定的损伤，所以术前

要严格掌握手术指征和适应证，选准手术时机，充分做好术前准备；术中必须正确熟练、规范地运用基本手术操作技术，严格执行无菌操作；术后积极防止各种并发症和并发症，使患者顺利恢复。

（4）手术的协作性和责任心：手术协作性强，任何一台手术都不是一个人所能完成的，要求医师、麻醉师、护士等一系列医护人员共同参与、紧密配合，所以必须有严密的组织、严谨的程序和严格的要求，分工合作，齐心协力，实现手术目标。同时、由于手术牵涉环节太多，稍不留意就有可能造成疏漏，所以手术科室也是医疗差错好发部门，因此手术科室人员必须有极强的责任心。

2.管理要点

（1）手术工作

1）术前管理：①进行术前医患沟通，充分告知手术风险，签署知情同意书，患者和手术医师均做好充分的心理准备：②进行术前讨论，确认诊断，判断手术适应症和禁忌症，评估风险，制订风险防范措施以及风险对策；③做好术前各项病历记录和护理记录；④做好术前各项物资准备及术后安排工作；⑤手术前晚应再全面检查一次准备工作：⑥术前其他准备。

2）术中管理：着重抓好协同配合、物资准备、手术组织、手术程序和操作规范管理。

3）术后管理：手术后一定时间内必须严密观察病情，注意保持呼吸道畅通，预防继发性出血、栓塞或休克等并发症的发生。

（2）换药工作：换药是手术科室的常规工作，换药的目的是检查伤口，更换敷料，局部清洗或消毒，以利组织生长、伤口愈合、预防感染。要加强换药管理工作，对于换药时间、换药频率、敷料的选用、覆盖方式都要根据疾病种类和手术类型设定操作规程和伤口换药制度。

（3）消毒与无菌

I）消毒隔离制度：手术科室病区和门诊的物品及医疗器械必须有严格的清

告消毒制度，过期必须更换，某些对感染防护有特殊要求的医疗器械要单独开放，某些感染风险大的手术患者或有传染性的术后患者可隔离。

2）无菌技术管理：感染是手术科室最大的危害，是手术失败的主要原因之一因此，要求手术科室医师在各项诊疗工作中有高度的责任心，牢固树立无菌观念，严格遵从操作规范。任何不经意的失误都可能通过手术操作或手术创口引发感染，进而影响疗效，小则会发生并发症、并发症，大则危及患者生命。所以、对无菌操作不能有丝毫的疏漏。

第九节 妇产科管理

主要分为产科和妇科两部分，三级医院还应设有计划生育科，有些医院还设有生殖医学科等。

1.业务特点

（1）直接服务对象为妇女和新生儿。

（2）以手术治疗为主，同时要对胎儿及新生儿进行监护和治疗，兼有外科和儿科的部分功能。

（3）产妇和计划生育受术者或不孕症患者有与一般患者不同的特殊需要，心理支持服务和诊疗护理服务同等重要。

（4）计划生育工作和辅助生殖工作原则性、政策性强，患者获取服务需要履行较多手续，有别于医院其他医疗工作。

（5）因患者部位为生殖器官，其病史常涉及家庭或个人隐私，要求医护人员尊重患者隐私权。

（6）产科工作有夜间忙、急诊多、床位周转快、工作时间无规律的特点，并关系着母婴两人的生命安危，因此要求医务人员要有高度责任心及耐心。

（7）产科的设置，除门诊、病房外，还必须设待产室、分娩室和婴儿室。

（8）产妇临产和分娩是一个复杂的过程，常可能遇到某些意外，如难产、脐带绕颈、羊水栓塞、突然休克、子宫出血等，因此除要求产科医师迅速作出正确的诊断外，应有相应的检验设备、血库准备、抢救物资准备及规范有效的抢救程序。

（9）整体性、协作性强。妇产科患者生殖系统的生理、病理改变和人体有机体的整体密切相关。因此，作为一名妇产科医师，必须树立整体医疗观，从人体大环境的视角来考察女性生殖系统的疾病。

（10）产科中可有合并内科疾患的孕产妇，而妇科疾病或辅助生殖多以手术操作为主，具有外科特点。

2. 管理要点

（1）加强医德医风教育：妇产科工作人员必须有尊重妇女的品德和严肃谨慎、健康文明的工作作风，要善于理解不同女患者的心理状态，充分沟通，待患者如亲人，取得患者的充分信任，男医师进行内诊时应有第三者在场。

（2）抓好“病”“健”分开诊治：妇产科的服务对象有其特殊性，有相当数量的来诊者并非患者，如要求计划生育的妇女、产前检查和正常产的妇女等，而另一部分妇产科患者又有病情急、变化快的特点，因此有条件的综合医院应将产科（生理产科和病理产科）妇科、计划生育、生殖医学的病房分开。

（3）加强产科质量管理：产科患者事关母婴两条生命，母婴健康状况是衡量一个国家医疗卫生水平的重要指标，因此产科服务质量的管理必须得到医院管理者的高度重视，应订立一系列产科质量管理规章制度，督促产科医务人员做好产前准备，认真细致观察产程，准确记录，发现异常迅速正确处理等。

（4）严格执行探视制度：妇科探视可参照外科系统病房管理。产科新生儿抗病能力弱，应尽可能减少家属探视；母婴同室要严格做好消毒隔离工作。探视严格限制人数，且时间不宜过长，以保证孕产妇充足的休息，探视时要穿探视服，做好感染防护工作。

（5）加强科室合作管理：由于产科工作的特殊性，以及产科患者经常合并其他系统疾病，并且产妇需要一个良好的身体条件来保证母婴健康及顺利分娩，所以其他科室对产科工作的配合至关重要。应建立医院层面的产科质量支持小组，由职能部门、跟产科关系比较密切的临床和医技科室组成，可以随时参与产科会诊，并定期评估产科工作质量。

第十节 儿科管理

儿科一般是为 14 岁以下的儿童提供连续、全面的医疗、预防和保健服务的临床科室。

1. 业务特点

（1）小儿生长发育的规律性：小儿体重、身长、骨骼、神经、精神和各器官形态与功能等是判断其生长发育好坏的尺度，具有一定的规律性，并形成了儿童生理上同成年人的差异，熟悉和掌握这些规律和差异是进行儿科诊疗工作的基础也是进行儿科管理的前提。

（2）儿童疾病的特殊性：儿童发病多与年龄阶段、季节和周围环境因素有关儿科诊疗首先要掌握其流行病学的规律。儿童疾病常常表现不典型，且不会自诉病情，检查时不合作，要求诊断工作细致耐心。儿童耐受力低、抗病力差，常常发病急、病情重、变化快，这就要求治疗及时、恰当、有效。儿童无生活自理能力，护理和管理工作量大。

（3）预防性和社会性强：加强预防措施是使小儿发病率和死亡率下降的重要环节，因此要有计划地做好预防接种工作。要重视小儿保健工作，定期进行健康检查，大力开展卫生宣教，增强家长的保健意识。儿童的良好健康状况是整个社会进步的重要标志，保障儿童健康是提高全民身体素质的百年大计，需要得到全社会的支持与协作。

（4）治疗以药物治疗为主：由于儿童身体发育尚不成熟，对药物的耐受性较差，因此在用药量上一定要严加注意，用药之后要严密观察疗效及副反应，儿科患者大部分仅需进行门诊处置，治疗方案实施及疗效观察基本是在家庭发生因此尤其要对家长做好健康教育，告知其症征观察要点，发生异常情况随时来院就诊。

2.管理要点

（1）普通儿科病房：应根据儿童的特点，在门、窗、电源上要有安全保护装置，地面以木地板为宜。各病案隔墙之间最好装以透明玻璃，便于观察。同时还配有儿童活动室、配膳室等设施。

（2）新生儿病室；新生儿无论是喂养、保温、护理和治疗等方面均与婴幼儿不同，具有病理、生理的特殊性。所以在设置与管理上应与儿科普通病房不同，室医 疗 管 理内温度适宜，可以随时调节，并有保温箱等设备。在管理上应取消陪护，严格消毒、隔离、喂养及护理制度。

（3）重症监护室：按一般监护室设置要求外，还应根据小儿的特点，管理上应制订小儿急症、重症抢救护理常规，严密观察病情，及时详细书写病情记录。

（4）加强小儿毒麻药用药管理：由于儿童对疼痛的耐受性差，因此常需借助麻醉镇痛药物来实施治疗，在毒麻药选用及用药量、用药频次、用药途径上一定要根据小儿病情遵循适宜有效的原则进行。

第十一节 麻醉科管理

临床麻醉科的基本任务是确保患者在无痛和安全的条件下顺利接受手术治疗，此外还承担急救复苏、疼痛治疗等工作。

1.业务特点

（1）麻醉学集中了基础医学、临床医学、药理学和多种边缘学科中有关理论和工程技术，形成了自身的理论和技术体系。

（2）临床麻醉工作的基本任务是为手术患者提供镇静、无痛、肌肉松弛的条件；对患者生理功能进行检测、调节和控制，维护围术期患者的安全，并防止并发症。

（3）麻醉工作环节多，程序要求比较高，麻醉前一天要对患者进行访视，做麻醉前准备工作，了解病情，确定麻醉方案，选择最适当的麻醉方法和药物。充分估计麻醉风险，做好预案。麻醉期间严格按麻醉操作规程做好麻醉，以取得最好的麻醉效果，做好手术麻醉过程的监测工作，并写好麻醉记录。麻醉后将患者送回病房（或麻醉恢复室），做好交接班。根据不同的病情和手术，做好麻醉后的各种处理，包括对患者的连续监测，防止并发症的发生，及时处理意外，协助临床科对并发症进行治疗，使患者早日愈。做好麻醉后随访和总结的记录。

（4）麻醉工作范围广，日益扩展到危重患者的监测治疗、参与急救、生命复苏和疼痛治疗等。工作范围从手术室扩展到病室、门诊、急诊室等场所，从临床医疗到教学、科学研究。随着工作范围的日益扩大，工作任务日益繁重。

2. 管理要点

（1）麻醉专业涉及面广，麻醉工作任务多面手急，因此对麻醉专业人员的思想品德、专业素质和健康状况要求也较高。对麻醉专业人员的职业道德教育和业务技术训练极为重要。

（2）认真执行和督促检查手术患者的麻醉安全制度和技术操作常规_

（3）术前麻醉医师必须到病区访视患者，详细了解病情、手术方式，制订麻醉方案，做好麻醉前准备工作；麻醉期间严密观察患者，并及时处理：术后应随访患者，检查有无麻醉后并发症或后遗症，并做相应治疗。

（4）麻醉和抢救用药品（包括限、急药品）应数量充足，质量可靠，严格管理供麻醉和抢救用的仪器设备必须配备齐全、性能可靠、精密度高。（5）加强麻醉科和手术科室及手术室的合作管理、副定规京制度、财分职能落实责任，确保围术期的相关科室沟通畅通、流程通顺，使手术过安全、便捷。

第十二节 手术室管理

手术室是手术科室医师对患者进行手术诊断治疗和抢救的重要场所、科学技术与工程技术结合的产物，是医院外科最核心的部分。手术室运行状态体现了现代化医院的设施水平、医宁水平和管理大平。

手术室应当具备与医院等、功能和任务相关的场所、设施、设备药品、手术器械、相关医疗用品和技术力量、手术工作安全、及时、省地开展。

1. 业务特点

（1）手术室工作的效率性：手术室号医院所省羊术科室开展羊术的市要平综合性大医院往往手术众多、对手术台的需求旺店、此要求手术室各衡典备够的高效率、以满足科室需要。具体表现在：手术间和手术台分配的高效率、确保空间上不闲置、时间上不空置：手术室工作人员的工作高效率、确保工作时间的高产出，为手术室的快速运行保驾护航。

（2）手术室工作的条理性：手术室是医院骨类仪器、设施、机械、物品、医疗用品等物资最为复杂的地方、又是全院各类手术的集中地、因此工作手头劣塘不留意，就可能遗漏重要环节、这就要求手术室工作须校县委理、大论总下种物资的存放和使用、还是手术室工作人员的工作安排、都总须有细化聊每个落、每根针线的合理分配和每分每秒的具体任务。

（3）手术室工作的安全性：进行手术的患者是身体最为落后的时候、对外卿几乎完全丧失抵抗力，因此对手术室工作的安全性要求为严格、一新路手术室环境的严格消毒无蒲，另一方面是手术室工作人员的安全有效操作、需要采取系列安全防范措施预防患者身上出理安全问题、又要朝订一系列在有发生安全问题后进行及时补救，尽可能挽救或减少患者的生殖健康损失。

（4）手术室工作的服务性：相对于知识技术密集程度高的临床医技科室而

言，手术室工作还是以服务为主，包括手术间和手术台的卫生清理、手术间手术台的分配，各类手术用物资的准备，术中的物品递送，以及术中临时要随时提供的各类服务等。因此对于手术室工作人员应加强培训、提升其服务意识，增强其服务技巧。

2、管理要点

（1）规范手术室设置与布局；手术室应设在医院内便于接送手术患者的区域，宜邻近重症医学科、临床手术科室、病理科、输血科 、放射科、消毒供应中心等部门，周围环境安静、清洁。避免污染、减少噪音，应当设立急诊手术患者绿色通道。手术间的数量应根据医院量进行设置。手术室的建筑布局应遵循医院感染预防与控制的原则，做到布局合理、分区明确、标识清楚，符合功能流程和清洁、污染区域分开的基本原则。

（2）重视手术的安排及组织：手术室的配置和运营费用非常高昂，手术室空间和时间相对于手术科室需求往往供不应求，因此做好手术的安排及组织工作提高运营效率至关重要。手术安排和组织的注意事项：要充分做好术前准备工作，包括医师技术准备、患者生理心理准备、手术室物品和人员准备等，确保每一例拟进行的手术都能按时开展；手术室、麻醉科和手术科室之间沟通一定要畅通；严格执行查对制度，确保患者及手术部位正确；严格按手术安排时间准点开刀手术；根据手术安排表及手术进程，做好接台手术协调及安排工作。

（3）加强手术室流程管理：手术室流程标准的建立是以活动为导向，分析手术室的具体特点，围绕手术患者安全和手术部位感染预防和控制，并结合流程管理的主要构成要素（人流、物流、信息流等）制订各种管理流程。具体如下：

1）手术室工作流程：以手术的基本流程为主线，以提高手术室效率为目的制订各环节工作流程，如手术患者转交接工作流程、手术部位识别流程、手术安全核查流程等。

2）物品管理工作流程：根据卫生部消毒供应中心规范和手术部位感染控制规范，制订各环节精细化工作流程，如一次性无菌物品管理流程、应急手术器械包的处理流程等。

3）手术部位感染监测流程：根据卫生部医院手术部位感染预防与控制等相关规范性文件要求，制订手卫生、无菌物品、消毒液、物品表面采样细节工作流程，如术后平面卫生消毒流程、地面清洁流程等。

第十三节　医技科室管理

一、医技科室管理特点与管理要点

随着科学技术的高速发展，高水平的医疗仪器、设备广泛应用于医疗活动中，有效促进了医疗技术水平和医疗质量的提高。医技科室在疾病的诊疗过程中的作用日益重要，其医技质量高低与医院整体水平密切相关，也直接影响着医院的运行效率。

医技科室包括药剂科、检验科、医学科（放射科、超声诊断科、核医学科等）、病理科、输血科、消毒供应中心和营养科等。

医技科室的共同特点：①技术专业化，相对独立；②为临床诊疗提供客观依据，同时也对临床工作有日趋增强的指导作用；③技术发展既高度综合又高度分化，新兴边缘科学不断出现：④服务方式由辅助检查逐渐加入治疗职能：⑤投入成本高；⑥对仪器设备的依赖性日趋增多；⑦多学科人才优化组合日趋完臻，质量控制技术日趋完善。

医技科室质量管理一直是医疗质量管理中的难点和重点，提高管理质量要着重做好以下工作：

1. 加强标准化、规范化建设，提高诊疗质量

（I）职责制度规章化：制定、完善和落实适应各医技科室自身工作特点的工作制度和人员职责，并以奖罚措施保证规章制度和人员职责的落实。

（2）常规操作规范化：根据医技科室的发展特点，制定规范可行的技术操作常规。

（3）质量控制标准化：根据医院实际情况，参照国内外有关标准，制定、完善医技科室各专业质量标准和评价指标，以便在实际工作中监督控制，评价工作质量。

（4）开展工作合法化：目前国家卫生健康委员会不断加强管理，先后出台了一系列相关法规和指南。依法开展工作是提高医技管理工作质量的前提和保证。

2.强化服务意识，以患者为中心 医技科室在布局设置、工作流程、诊疗质量、服务意识上，都必须坚持以病人为中心、以临床服务为首要责任的服务宗旨，为临床提供方便、快捷的服务，并将其作为衡量服务质量的重要标准，辅助协调发展医院的医教研工作。

3.加强人才管理，提高技术人员素质 要培养专业知识丰富、了解临床特点、精通专业技术和擅长科室管理的新一代医技人才。这些人才除接受过正规高等院校教育外，还应加强继续医学教育、选派出国进修等，不断更新知识。

4.加强横向联系，协调好内外关系

（1）召开科主任医疗工作会议，使临床与医技直接对话，研讨问题、促进沟通；

（2）对重点、疑难、危重抢救患者坚持随访制度，了解诊断符合情况，跟踪治疗效果；

（3）定期向临床科室发放征求意见书，依据临床提出的问题认真研究改进工作；

（4）对危重、疑难、诊断不清等重点患者及时组织科内讨论，向上级医院咨询，申请会诊；

（5）通过参与会诊、临床病例讨论、死亡病例讨论等形式、与临床医师和基地医技科室医师沟通交流，获得诊断复核信息、提高诊断水平。

5.积极开展新技术、新业务医技科室应不失时机地利用客观条件，与临床或相关科室开展技术协作，通过新技术和伦理学准入后，为患者提供更多的咨询、检查、诊断、治疗和康复手段。

6.加强考核管理：建立健全医院医疗质量管理委员会、医技质量管理检查组和科室质量管理小组三级质量管理和监控网络，并根据医院实际情况，制定和完善各医技科室质量衡量标准和评价指标，定期进行质量监测和考评。

二、检验科管理

检验科是利用物理、化学、生物学等方法，对血、尿、粪便等各种体液进行检验，为治疗提供客观依据的部门。通常下设临床常规、生物化学、微生物学、免疫血清学和血液细胞与体态细胞检验室。为加强对医疗机构检验工作的管理提高临床检验水平，保证医疗质量和医疗安全，卫生部于2006年颁布医疗机构临床实验室管理办法)，对医疗机构临床检验工作管理提出具体要求。

（一）检验科的任务和特点

（1）及时准确地完成门诊、急诊、住院病人诊断治疗所要求的检验任务，从实际出发尽力开展新的检验项目。

（2）参加疾病普查、健康查体、妇幼保健、计划生育等各项检验，负责手术室、血库采血室、无菌制剂室、产房婴儿室以及门诊、急诊、病房等地方的空气和用物的细菌培养及消毒物品的灭菌效果鉴定等。

（3）承担医学院校学生、研究生、进修生、实习生及在职人员的培训任务，完成各项教学工作。

（4）开展检验技术理论及方法学研究，配合临床科室开展各种专题研究等。

（5）对基层科室进行技术指导、人员培训，不断提高检验质量。

（6）对临床医护人员经常进行有关检验知识的宣传普及，介绍新开展检验项目的临床意义，提出标本要求等。

2. 检验科的特点

（1）检验科是为临床诊断治疗和科学研究提供准确数据的部门。检验科应与临床科室密切联系、互相配合、共同研究来不断提高检验质量和开展新的检验项目，更好地为医疗、教学、科研工作服务。

（2）检验科工作质量不仅与管理、人员素质、方法学有关，而且还与仪器设备和试剂的质量有直接关系。因此，要保证检验质量，必须综合考虑上述因素，并提供必要的工作条件。

（3）检验工作经常接触具有传染性的标本和剧毒试剂以及强酸强碱等烈性溶液，所以必须注意安全管理，要特别注意实验室的布局并做好消毒隔离和防护工作，并注意预防感染和损害机体。要按制度、规程操作，防止发生各种意外。

（4）检验科是一个应用多种科学的特殊技术部门，由多种专业人员组成，如医学、生物化学、化学、生物学、物理学等专业人员。在检验项目日益增多，分工日益精细的情况下，有些检验分析常常是几个工作人员分别在各个阶段共同努力的结果。因此要加强各专业人员团结合作，同时注意发挥各人的专业特长。

（二）检验科的管理要点

1. 技术管理要点

（1）申请检验的规则：应根据病人的病情需要，选择必要的、合适的项目，按规定格式逐项填写化验单，字迹清楚，并有医生署名。

（2）检验标本的采集、送检、收验、保管和处理：标本采集应按要求进行，并应尽快送验，收验时必须认真查对，及时检验，凡是能立即检验则应妥善保存，处理标本必须消毒灭菌。

（3）严格执行检验操作规程。

（4）测定方法选择：除客观条件外要注意方法的准确度、灵敏度等因素。

（5）试剂的配置、校正、保存和仪器的校验均要按操作规程进行，注意核对鉴定。

（6）培养基、抗原、诊断血清、菌种的规范制备和专人保管。

2.医学检验质控

（1）室内质控。

（2）室间质评。

（3）检验报告单：要求字迹规整，书写清楚、整洁、准确，检验项目不遗漏，错项、报告单书写合格率应达到100%。

（4）各种检验完成及发报告时间：急诊项目检查标本要及时分析、及时报告报告单随后补送。常规检查及其他检查均要按规定时间报告。

3.安全管理

（1）消毒隔离

1）担任消毒隔离工作的卫生员（或清洁员）应熟练掌握各种消毒隔离方法。

2）严格按规定处理各种检验器材。污染的玻片、器皿、吸管及注射器等。

3）保持实验室内环境卫生。工作台要保持清洁，工作完毕后应认真清理。

4）要重视个人消毒隔离。工作时认真穿戴工作服、帽子和口罩。吸量管要采用自动吸管或用橡皮球吸等。

（2）安全措施

1）剧毒药品及危险易燃药品应指定专人按有关规定管理，易燃药品必须远离火源。

2）使用弱酸、强酸和易燃性药品时，应特别注意防止爆炸事故，在研有毒药品时应戴口罩及防护镜，或在特制的玻璃罩中进行。

3）产生毒性或腐蚀性气体的试验，应在通风内进行。带有腐蚀性的试剂，废弃之前先用清水稀释，然后再倒入下水道。

4）在工作中要注意防止玻璃物品刺伤、针头刺伤、烧伤或吸入腐蚀性药品等。

（三）检验项目集中设置的优点

医院所有开展的临床检验项目都应该由检验科负责开展和管理，若分散在各个临床科室，一方面容易造成资源浪费，也不便于进行室内质控和室间质评。另外，检验科开展检验检查项目应当满足临床工作需要，并应加强与临床科室的沟通和配合。检验结果及时反馈临床，出现异常值或危急值，应迅速报告临床医师，共同分析异常值和危急值出现的原因，为临床医师诊治提供有益的参考依据；积极开展临床工作急需的检验检查项目，满足临床工作需要。临床医师也应积极、充分、有针对性地提供检查患者的病历信息，为检验科医师作出准确判断提供重要参考资料。

三、医学影像科管理

医学影像科是指在医疗实践中能给临床提供各种影像学诊断资料和放射治疗的医技科室。包括 X 线诊断、CT 诊断、磁共振成像诊断、核医学、超声诊断、心电诊断、脑电及脑血流图诊断、神经肌肉电图、介入放射学和放射治疗等专业。医院通常在放射科中设立普通 X 线检查、各种造影检查、计算机断层扫描（computedlomogaphy,CT）、磁共振检查（magnetie resonance imaging,MRI）、数字减影血管造影检查（ digital subtraetion angiography,DSA）等检查室。

（一）医学影像科的任务和特点

1. 以临床患者为中心，面向临床为医务人员及患者提供双重服务。

2. 以提供各种影像学资料及分析结果作为其工作的主要内容。根据临床医师的要求显示人体内的组织器官甚至各组织器官的不同层面图像，可以提供形态学变化、显示功能性改变及代谢性的变化。

3. 须借助仪器设备开展工作。医学影像科高值设备比较集中，控制仪器设备的性能状态，对医学影像质量保证很重要。

4. 具有诊疗、技术两大人才系列。医学影像科的诊断、治疗与技术人才是科室工作正常进行的重要保证。

5.部分专业具有临床化趋势。随着影像技术范围的不断拓展，逐渐从单纯提供某种方法的非临床科室演变为可兼做某些特殊治疗的科室，呈现出“临床化趋向”，如介入超声、介入放射等治疗技术。

6.信息化程度较高，PACS 及 RIS 系统在三级甲等医院已普遍应用，并正在向中小医院普及。

（二）医学影像科室管理要点

1.放射科管理要点　放射科的管理主要包括人员管理、设备管理和医疗流程管理三个部分。

1）人员管理：主要涉及医生、技师、护理和登记室人员。国家法规对放射从业人员有具体要求，如 CT、MR 等大型设备上岗证、定期体检。医生的职业培训相对成熟规范，而放射科技师较为薄弱，放射科管理者应引起足够重视，结合专业学会的指导与培训，加以完善；护理人员的管理与培训，需要结合放射科自身的特点进行。

2）设备管理：设备的性能、状态对放射科工作质量有重要的影响。购置设备应当有相关的制度确保充分论证，选择性能先进、符合医院需求、价格合理的设备；设备的安全使用与日常维护也需要相关制度来保证。

3）医疗流程管理：放射科的主要工作环节包括患者预约登记、进行相应的影像检查、影像资料的判读与影像报告的生成和发放。影像与报告的质量控制和整体流程的快速顺畅是管理的两大主线，同时患者的检查安全、相关的防护也是不能忽视的管理内容。

4）放射科的制度建设主要是围绕管理的人员、设备、流程三大部分而设置，以达到管理目标。

2.超声诊断科的管理要点　超声诊断利用超声波在人体内的反射、散射等特性进行成像，已经发展成为现代重要的医学影像技术，具有无创伤、无痛苦、无电离辐射、可以实时动态观察等特性，诊断方法简单快捷，必要时还可用于床旁和手术中。因此，应用范围广泛，涉及临床各专业。

（1）科室设置和检查室布局根据医院具体情况进行配置。如为了方便住院患者检查，可在病房楼设置超声检查室以减少患者移动及等待。检查项目应当以服务临床工作为出发点，可以结合临床实践开展新的诊疗项目，如术中超声检查、超声造影检查等。

（2）超声诊断实行24小时急诊及床边超声检查制度。即对需要进行急诊超声检查的患者，可随时进行检查。对于急诊行动不便以及病房危重、不适宜移动的患者，可进行床边超声检查。检查后可以即刻提供口头报告，半小时内提供正式书面诊断报告。

（3）检查操作和诊断报告应当由具有资质的医生进行审核、发出。超声检查医师应当遵循相应的技术操作规范进行操作。检查过程中，图文工作站留取典型图像并存档。发现患者有紧急阳性表现，应当根据危急值报告制度，第一时间通知临床科室做好应急预案。

（4）超声检查图文报告存储于数字化超声工作站，建立汇集超声图片、超声报告、病理检查结果及手术记录相结合的阳性病例数据库。安排专人对检查资料进行随访和回顾性分析,每月对疑难病例及确诊病例进行一次全科大讨论。

（5）建立以科主任为组长的质量控制小组，设置专门的质量安全员。定期对超声设备、工作环境进行检查并记录仪器运行情况，建立节假日交接班记录制度。

3.核医学科的管理要点核医学科是将放射性核素和核射线应用在诊治疾病、生物医学理论研究方面的学科，其目的和任务是科学、合理地应用放射性核素解决其他方法无法解决的医学问题。

（1）严格遵照法律法规：因核射线具有双刃性，应用于诊治疾病，有利于人类健康，但也可能造成放射性疾病等危害。因此，国家严格管理放射性物品和药品，核医学的一切活动都在环保、卫生和公安行政管理部门的严密监控之下。专门的法律法规有国务院 449 号令及限制其使用的国家标准 GB18871 等。

核医学科开展工作必须“三证”俱全（《辐射安全许可证》《放射诊疗许可证》和《放射性药品使用许可证》）。

（2）规范人员设置：人员设置应根据符合开展的项目种类及规模；放射性工作人员每两年接受一次体检；实行定期个人剂量监测和备案。

至少有 1 名护士专门负责放射性药物的管理和使用；医学工程技术人员数

与大型影像设备数相符合；专人负责核医学相关设备的操作和维护。

至少有 4 名执业医师负责影像诊断与核素治疗，其中 1 名具有核医学副高级以上技术职务任职资格。可由 1 名检验专业人员负责放射免疫分析工作。

开展正电子药物生产项目的，应具备 1 名核物理技术人员和 1 名放射化学技术人员。

（3）规范房屋和设施：符合国家环境保护标准、职业卫生标准、医院感染控制和放射防护要求；设立控制区、监督区、非放射区。

诊疗设备包括：单光子发射计算机断层线计算机断层扫描仪

（single-photonemision computed tomography/computed tomography, SPECT/CT),正电子发射断层成像术(positron emission tomography/eomputed tomograpby , PET/CT)、医用回旋加速器、放射免疫学检验检测设备等。

（4）加强培训与考核：工作人员应当接受放射防护和有关法律知识培训，获

员证；经过学习，取得大型医用设备上岗证。制定本科室规章制度，完善各项工作记录，严格进行质量控制，并定期进行安全培训与考核。

重视与临床科室的业务交流，参加院外学术交流，发展核医学事业。

4.放射治疗科管理要点　放射治疗学近年发展迅速，已经成为治疗恶性肿瘤的重要手段之一。放射治疗所需要的设备，包括医用直线加速器、^{60}Co 治疗

机、深部X线治疗机、后装治疗机、定位机和放射线剂量仪等。

（1）首先要明确诊断，了解病理性质及病期，制订治疗方案；放射治疗期间要密切观察病情变化；放疗结束，对疗效作出评价，定期随诊。

（2）加速器及后装治疗工作质量必须达到照射部位准确率、机器使用完好率、治疗单填写优良率、剂量测量准确率均为100%。

（3）定位工作质量要求图像清晰，废片率<5%，定位准确，各种参数准确无误。（4）放射物理工作质量要求剂量测量误差等剂量曲线和设计参数、升床距离等数据误差均<5%。

（三）医学影像科的质量管理要点

1.技术与质量管理

（1）抓好基础质量：努力提高医技人员的自身素质，进行培训。完善、落实各项规章制度。建立健全质量管理组织。制定各专业相关的工作质量标准。

（2）控制环节质量：要抓住一些关键性环节，如实施检查前、检查治疗过程中的环节控制：对各项结果的重点控制；坚持岗前培训及三级检诊制度。

（3）终末质量反馈：要加强质量控制，检查、审核报告单质量。坚持随访制度，重视临床信息反馈。

2.设备购置与利用效益在仪器设备的购置上，进行广泛的调查论证，坚持质量性能先进、售后服务好、价格合理的原则。在选择设备时，充分研究购置计划、资金来源、设备条件、临床需求、具体型号的选择、维修的条件以及投资回收等情况，必要时要组织同行评议论证。

提高仪器设备的使用率，充分发挥设备使用价值，以获得较好的经济效益同时防止违反医疗原则的不必要的检查，造成医疗资源的过度消耗或浪费。

3.CT、MRI、DSA、B超和介入放射检查的图像可相互配合、相互补充、相互印证，正逐渐发展成一门新兴的医学影像学科。在质量管理中要注意：

（1）图像质量：要求不断提高甲级片率，降低废片率。

(2)住院患者CTMR1、DSA诊断与病理诊断符合率在90%以上，漏误诊率<1%，

大型 X 线机诊断检查阳性率=50%，CT 检查阳性率>60%。（3）诊断报告单书写质量在 90%以上。

（4）各项检查的完成及报告的发出，要求在规定时限内完成

四、病理科管理

病理科负责对取自人体器官、组织、细胞、体液及分泌物等标本，通过大体和显微镜观察，运用免疫组织化学、特殊染色、电子显微镜以及分子生物学检测等技术进行分析，结合患者的临床资料，作出疾病的病理诊断。具备条件的病理科还应开展尸体病理检查。

病理诊断关系到患者的治疗选择和预后判断，是医院重要的诊断科室。卫生部于 2009 年 3 月颁布《病理科建设与管理指南（试行）》，要求加强对病理科的建设，增加人员，配置设备，改善条件，健全制度，严格管理，逐步建立规范化的病理科。

（一）病理科任务

1. 完成活体组织和细胞学诊断，确定诊断、提供治疗选择和预后判断

2. 对死亡患者进行尸体解剖，做出全面的病理诊断。

3. 积累病理检查、活检及尸解资料，供临床医师及临床病理讨论使用，不断提高医疗质量和医学技术水平。

4. 担任研究生、实习生、进修生等人员的教学培训任务。

5. 积极配合临床，进行专题研究及实验病理学的各项研究工作。

（二）病理科特点

1. 技术复杂，应配备有医师、技术人员和辅助人员等人员。医师按照每百张病床 1～2 人配备，承担教学和科研任务的医疗机构应适当增加。

2. 工作场所要求高，应当集中设备，统一管理。二级综合医院病理科应当设置标本检查室、常规技术室、病理诊断室、细胞学制片室和病理档案室；三级综合医院病理科还应当设置接诊工作室、标本存放室、快速冰冻切片病理检

查与诊断室、免疫组织化学室和分子病理检测室等，还可设置尸体解剖室、淋浴室等。

3.仪器设备多，既有经典的脱水包埋机、石蜡和冰冻切片机、染色封片机光学显微镜、荧光显微镜、电子显微镜等，也有现代分子病理学所需的 Real time-PCR 仪、流式细胞仪、测序仪、激光共聚焦显微镜等。

（三）病理科管理要点

1.落实各项规章制度及工作人员职责

（1）规章制度是质量的基本保证

1）查对制度：充分利用信息系统，严格核查标本接收、登记、编号、取材、染色、镜检、检诊等一系列环节，防止标本丢失和错号的发生。

2）仪器保管维护及资料管理制度。

3）预诊、主诊和审核三级诊断制度，

4）科内会诊制度。

（2）认真落实各级医师、技术人员和辅助人员的工作职责

2.制定各项工作质量标准

1）石蜡和冰冻切片质量标准；

2）活检、冰冻、细胞学和尸检诊断质量标准；

3）分子病理学检测质量标准。

3、建立质量管理小组，开展质量保证活动。

4、坚持深入临床，坚持随访和临床病例讨论制度，重视临床信息反馈。

五、输血科管理

1.建立健全管理组织架构卫生部 2012 年 6 月颁布《医疗机构临床用血管理办法》要求二级以上医院和妇幼保健院应当设立临床输血管理委员会，以院长或者分管医疗的副院长为主任委员，由医务部门、输血科和相关临床科室负责人组成，负责临床用血的监督和管理。

2. 技术管理要点，血型鉴定及交叉配血是输血科最关键的工作，是保证安全输血的重要措施，必须做好实验室内部质量控制和实验室之间质量评价。

3. 完善和保全临床输血的无过错证据

（1）组织行为无过错证据：医院临床输血管理委员会的设置文件和依照工作职责开展工作的记录；输血科的设置文件以及独立开展工作的场所和履行职能的运行机制。

（2）医疗行为无过错证据：输血前谈话记录和《输血治疗同意书》；填写完整的《临床输血申请单》（经治医师、上级医师签字）；交叉配血医嘱，受血者输血前检查医嘱；输血前由 2 名医护人员核对（4 项）无误记录；输血操作具体执行起始时间（到分钟）及输血观察记录。

（3）供血行为无过错证据：血液来源于指定的、合法的采供血机构：完整保存供血单位的《血液出库单》，由送血和收血二人共同核对并签字；输血科入、出库和核对、领发记录完整；血液运输、贮存条件符合规定，并记录完整。

（4）用血行为无过错证据：《医疗机构临床用血管理办法》要求履行用血报批手续，受血者有输血适应证及相关项目检测的报告单，规范的交叉配血报告单和核对签字记录。

六、消毒供应中心管理

消毒供应中心是医院内各种无菌物品的供应单位，承担医疗器械的清洗、包装、消毒和供应工作。卫生部 2009 年 4 月发布《医院消毒供应中心管理规范》对医院消毒供应中心的管理、技术操作和监测提出了标准要求。

1. 业务特点

（1）供应品种繁多，涉及科室广，使用周转快。消毒供应中心面向全院所有临床、医技科室，还要根据各科室需要保障随时取用，故要求具备快速、合理、有序周转的特性。

（2）对灭菌消毒工作要求严格。医疗物品直接使用于患者身体，患者身体对外界抵抗力是极为脆弱的，尤其是手术患者及开放性伤口。如果医疗物品消毒灭菌不彻底，就很容易引起感染；消毒供应中心大批量供应的特点，又很容易造成全院性暴发感染。因此，各类物品的消毒灭菌工作必须严格遵守《医院消毒供应中心管理规范》的各项要求。

2 管理要点

（1）科室布局和设置：应建在相对独立、四周环境清洁、无污染源、接近临床科室、方便供应、相对独立的区域。严格区分污染区、生活区、清洁区、无菌区可采用由“污”到“净”的流水作业方式布局，工作间通风良好，墙壁、地面光滑有下水道。污染物与清洁物品、无菌物品严格分开。

一般 80 张床位设 1 名消毒供应中心护士，护士长应具备护师以上职称。消毒供应中心人员要求具有专业技术职称的护士应占二分之一以上比例，并以中青年为主；消毒员需培训后方可上岗，并持有上岗证。

有自来水、热水供应装置和净化装置（过滤系统，具有自制新鲜蒸馏水的能力和设备）。有电动真空灭菌锅、干烤箱、手套烘干机、各种冲洗工具，包括去污、除热源，洗涤剂、洗涤池，贮存、洗涤设备等。有各种劳保用品，有条件可设热源监测室。

（2）加强流程管理：消毒供应中心面向全院各临床医技科室供应种类繁多数量庞大的医疗用品，所涉环节众多、区域广阔，所供应物品的质量及是否及时供应与医疗质量息息相关，因此方方面面都必须考虑周全，细节上尤须谨慎，故而建立合理的消毒供应中心布局及详尽、完善的消毒供应中心流程，将繁琐的工作细化、固化，就可以尽可能地防止错误的发生，提高供应质量。

（3）严格落实制度：为确保消毒供应中心工作科学、规范开展，医疗管理部门应加强制度建设，严格执行《消毒供应中心工作制度》《消毒供应中心人员职责》《物品洗涤制度》《包装制度》《物品管理制度》《质量监测制度》《一次性用品管理制度》《消毒供应中心医院感染管理制度》。

第三章　医院预防保健与社区

第一节　医学模式的转变和三级预防

一、现代生物－心理－社会医学模式

随着医学科技的发展和哲学观的变化，医学模式已由生物医学模式转为生态

物－心理－社会医学模式，对病因的认识也由单纯的生物病因提高到生物、心理和社会的综合病因上，病因理论由单因单果上升到多因多果，即每种疾病均有多种致病因素，多种因素联合作用又可导致多种疾病。无病就是健康已成为传统的健康观，世界卫生组织对健康的定义为“健康不仅仅是没有疾病和衰弱，而是身体、心理和社会的完好状态”。新的健康观对健康提出了更高的要求，强调三维健康、三级预防。

生物－心理－社会医学模式是随着社会和经济及科学技术的发展，在生物医学模式的基础上形成的一个适应现代人类保健技术的新的医学模式。它把握住了时代的脉搏，指导人们更全面、更客观地认识和解决现代社会的医疗和保健问题，指导着医学科学的发展。

生物－心理－社会医学模式从整体观念出发，突破了生物医学模式的局限性。它指出：作为医学研究对象的人，既是自然的人，又是社会的人；在影响健康与疾病的条件中，既有生物因素又有社会心理因素。由生物医学模式转变为生物－心理－社会医学模式的过程，有着复杂的历史背景和社会背景。

（一）疾病谱和死亡谱的变化

疾病谱是指将疾病按其患病率的高低而排列的顺序；死亡谱是各种死亡原因

占总死亡原因的百分比，由高到低的排列顺序。目前，全球的疾病和死因结构与从前相比发生了根本的改变。影响人类健康的主要疾病和死亡原因，已由过去的急、慢性传染病为主，逐步转变为慢性非传染病为主。特别是最近几十年尤为明显。世界各国都出现了以心脏病、脑血管病、恶性肿瘤占据疾病和死因的主要位置的趋势。据我国六大地区 19 个城乡点 1981～1982 年典型调查表明，心脏病、脑血管病和恶性肿瘤的病因中，生活方式和行为均占第一位。

因此，在疾病谱与死亡谱变化的情况下，用生物－心理－社会医学模式来指导卫生保健的实践，是历史发展的必然趋势。

（二）人类对卫生保健需求的提高

随着社会经济与生产力的发展，人类生活水平在不断提高，对卫生保健服务的需求也发生了变化。人们不仅要满足对疾病的防治，对医疗卫生保健也提出了更高的要求。人们不仅要长寿，而且要活得好，增进健康，更好地享用高度发达的现代科学技术带来的物质文明，充分的营养、舒适的住房、讲究的衣着和高档的生活用品，同时要保持健康的心态。这标志着人们的卫生保健需求，已经超越了生物机体为维持生命的基本卫生需求，而上升到满足人类心理和社会的更高层次的卫生保健需求。据资料报道，美国近年来研究初诊病人中约有50%为心身性疾病。我国据报告约占 30%。因此，只有用生物－心理－社会医学模式做指导，才能满足人们对卫生保健的需要。使人在精神上、身体上得到全面发展，全面满足人的物质需要和精神需要。

（三）医学发展的社会化

医学发展的社会化是指从个人分散医学活动转变为社会分工协作进行医学活动的过程。20 世纪以来，生产社会化水平的不断提高，加速了都市化的进程，大批农民和手工业者涌进了城市，也带来了一系列健康问题。人类保护健康和与疾病作斗争已经不是个人的活动，而成为社会性运动和措施。医学的发展与社会发展息息相关。我国制定了预防为主的卫生工作方针，开展群众性的爱国卫生运动，对减少和消灭传染病和寄生虫病起到了决定性作用。当然还有科学的进步，各种疫苗、预防接种、杀菌灭虫药物的广泛开展和应用，配合社会的政策，就能够有效地控制或减少疾病对人类的威胁。对待慢性非传染性疾病也是一样。例如心脏病、原发性高血压病、恶性肿瘤等更要依靠社会措施。世界卫生组织近来总结全球23个防治心血管病点的经验，认为对付心血管病“与其用传统的医学技术，毋宁说要用政治行动”。所指的政治行动，即要动员国家社会各行各业的力量来防治心血管疾病。

（四）人类对生命认识层次的不断深化

人类对生命认识有一个不断深化的过程，它也是促使医学模式转变的一个重要原因。随着人们对保护健康和与疾病作斗争经验的积累和总结，人们的认识有了深刻的变化。即由单纯的生物层次，深入到心理与社会层次。对人的属性的认识由生物自然人，上升到社会经济人这个层次。因此，许多疾病发生和变化的本质，也由生物本质发展到社会本质来认识。把人的健康、疾病现象与心理、社会因素联系起来考虑，并用心理与社会学方法来解决，这就使医学科学技术与方法论，也由分析性为主的思维方式，逐步扩展成为分析与综合相结合的多维的思维方式。

总之，医学模式的一系列转变，是社会发展的必然趋势，也是医学发展的客观要求。生物－心理－社会医学模式的产生，反映了时代的精神，有着很强的科学性和现实性，是医学社会化的必然结果，反映了现代的健康观和疾病观。

二、初级卫生保健

1990年卫生部给初级卫生保健下了一个简明的定义：初级卫生保健指最基本的，人人都得到的，体现社会平等权利的，人民群众和政府都负担得起的卫生保健服务。初级卫生保健指的是第一线的最重要、最基础的卫生保健。这类卫生服务的对象不仅是社会上患病就医的少数人，也不光是传统预防保健工作的目标人群，而是要改变卫生工作只面向接受卫生服务的少数人的现状，将工作重点转移到保护 95%以上的健康人群，实现为全体人民的健康服务，这就是初级卫生保健的内容和范围。初级卫生保健工作的开展，改变了过去卫生保健的方向，它面向社会、面向基层、面向家庭，最大限度地深入到人们的生活和工作中，是保证全体人群获得较高健康水平的关键。

三、三级预防体系

三级预防是疾病预防的核心，它体现了对于个体和群体在疾病发生前后各个阶段的全方位预防措施。它是根据目前对疾病病因、机体调节功能和代偿情况以及对疾病自然进程和转归的了解的基础上来进行的。因此，在疾病发生和发展的每一阶段，都可以采取适当的措施，来预防疾病的产生与恶化。

1. 第一级预防

第一级预防（primary prevention）又称病因预防。这是针对疾病易感期而采取预防措施，即无病防病。目的是从根本上防止疾病及意外伤害，是疾病预防的最高目标。第一级预防的主要目的是在去除病因作用后维持健康，或是针对病应采取直接措施，改善生活和生产环境，减轻由于生物、理化、社会、心理因素等对人体的有害作用，提高预防和抵抗疾病的能力。一般而言，对致病因素明确的疾病或状态均应以第一级预防为重点，如传染病、地方病、职业病、营养不良、出生缺陷以及生活生产意外等。第一级预防的主要措施包括：①施行健康教育，改善不良生活方式；②提倡合理营养，加强体育锻炼；③特殊人群的重点预防；④针对病因的特异性预防；⑤环境保护和监测；⑥重视社会、心理、精神、行为与健康的关系。

2. 第二级预防

第二级预防（secondary prevention）为发病前期和发病早期实施的预防措施。通过对高危人群进行筛查，使疾病得到早期发现、早期诊断和早期治疗，故又称“三早”预防。第二级预防的目的是在发病前期或发病的早期阶段把病人检查出来，给予及时的早期治疗，阻断疾病临床阶段发展，或防止成为携带

（虫、菌、病毒）者，或防止疾病迁延成慢性，或缩短疾病过程。因此，第二级预防不仅有利于中止个体疾病的进一步演变或产生并发症，而且有利于防止群体疾病的蔓延。对于病原体或致病因素尚不完全明确的疾病，如各种慢性病等的预防，应以第二级预防为重点。慢性病具有多病因、损害广、治愈率低等特点，而且病因及机制不明者居多，因此完全做到第一级预防十分困难。但是，慢性病的发生、发展是一个相当漫长的过程，是致病因素长期作用的结果，因此慢性病的早期发现、早期诊断和早期治疗是完全可能的。由于慢性病与传染病在病因、发病机制、传播方式、病程及预后等各方面都有所不同，慢性病的预防工作亦与传染病有所不同。掌握慢性病预防的这些特点，对于现阶段疾病预防的顺利开展颇有意义。达到“早发现、早诊断”的主要方法是增强群众的防病意识，提高医务人员的诊断治疗水平和采用灵敏有效的诊断方法和技术。可根据人力、物力和财力的具体情况，参照费用一效益（效果）分析结果，分别选用普查、筛查、定期健康检查、高危人群重点项目检查以及设立专门防治机构等方法来实现第二级预防。例如，普查是早期发现疾病的方法之一，但耗费时间、人力、物力极大。为了简化普查工作，可先进行筛检，以最简便的方法查出重点检查对象，然后对结果阳性者再做进一步诊断。此外，还可采用重点登记的办法。

早期治疗、合理用药是第二级预防的重要内容。通常传染病的预防以第一级预防为主，但早期发现和治疗传染病有助于防止传染病蔓延传播，也有助于预防其发展成为携带者或慢性传染病，例如对于结核病人及时的抗结核药物治疗。

对于易患某种疾病的高危人群，或患过某种疾病容易复发者进行预防性治疗，也是第二级预防常采取的方法。譬如，对患风湿热的患者注射青霉素可防止溶血性链球菌的再感染，阻止风湿热的复发。皮肤外伤后注射破伤风免疫血清，预防破伤风发生等。早期治疗和合理用药也是防止急性期病人转变为病毒、病菌携带者或慢性阶段的主要手段，对于降低因病致伤、因病致残等疾病不良后果，更是起到关键性的预防作用。

3.第三级预防

第三级预防主要是对已病的患者进行适时、有效的处置，加速生理、心理和社会康复，减少并发症和后遗症的发生，避免因病致残。这对于最大限度地改善病人的生活质量，减轻疾病负担，延长健康期望寿命有着积极作用。良好的医疗服务特别是社区医疗服务是实现第三级预防的基础。对于已丧失劳动力或伤残者可通过康复治疗，促进其身心方面早日恢复，省医院预防保健与社区卫生服务管理取病而不残或残而不废，保存病人创造经济价值和社会价值的能力。例如，对伤残者可以通过理疗或再造，恢复关节活动，通过训练达到自理，适应新的工作和生活需要。康复措施包括医学康复、教育康复、职业康复和社会康复等。医学康复是指通过药物、手术、物理等医学方法，进行功能训练、功能补偿、功能重建、心理重建，提高和恢复人体的运动、语言、日常生活、职业和社会生活的能力。教育康复是指对肢体障碍者进行普通初中高等教育，对盲、聋、哑、智力障碍者进行特殊教育，如盲聋哑学校和弱智儿童学校教育等。职业康复是指为残疾人谋求并维持适当职业，并给予相应的职业指导与训练，以帮助就业和改善就业环境等。社会康复是指从社会角度采取措施为残疾人创造适合其生存、发展和实现自我价值的环境，享受与健全人同等的全面参与社会生活的机会。对于慢性残疾病人，教育康复、职业康复和社会康复较医学康复更为重要。

三级预防属于综合性预防保健，其内容涉及预防、保健、医疗、康复、心理、行为、社会等多个领域，需要多学科协同分担完成。有条件时同时提供第一，二、三级预防服务，可使疾病预防产生理想的整体效应，并可节省许多卫生资源。

第二节　医院预防保健与社区卫生服务

《中共中央、国务院关于卫生改革与发展的决定》（以下简称《决定》）中已明确指出：“城市大医院主要从事危急重症和疑难病症的诊疗，结合临床实践开展医学教育和科研工作，不断提高医学科技水平，还要开发适宜技术，指导和培养基层卫生人员。”《决定》将大医院和社区卫生服务体系工作明确定位，指出了新时期我国医疗卫生工作的方向。此后，国务院颁布《关于建立城镇职工基本医疗保险制度的决定》，明确将“社区卫生服务中基本医疗服务项目纳入基本医疗保险范围”。为了贯彻两个文件的精神，国务院体改办等 8 部委联合颁布了《关于城镇医药卫生体制改革的指导意见》，进一步明确指出要“建立健全社区卫生服务组织、综合医院和专科医院合理分工的医疗服务体系”。这就是说，预防保健与社区卫生服务管理是任务之一。

一、医院预防保健与社区卫生服务工作的重要性

随着医学模式的转变，大卫生和三级预防体系的确立，赋予了当代医院新的任务和作用，要求医院从医疗型逐步向医疗、预防、保健型转变，并在三级预防中起到重要作用，从技术、配备、管理上成为预防保健与社会医疗服务的指导中心，并落实预防措施，完成预防保健的任务。医院以医疗为中心，扩大预防，面向社会，大力开展预防保健工作是各级医院的重要职责。

1. 贯彻预防为主的方针

做好预防保健工作，认真执行医院隔离消毒制度，防止交叉感染，搞好医院内的污水处理，可以防止医院在诊断、治疗过程中的生物、物理、化学、放射等一切有害因素对环境的污染和对人群的危害，同时防止医院工作人员中各种职业性危害。

2. 控制卫生费用

面对有限的卫生资源与人民群众日益增长的卫生需求之间的矛盾，开展预

防保健与社区卫生服务是解决途径之一。据文献报道，1990 年我国的卫生总费用为 743 亿元，每年以 25%的速度增长，远远超越了国内生产总值（GDP）10%的年增长速度，超越了国家和社会的承受能力。近年来随着国家宏观经济调整，2007 年，全国卫生总费用达 11289.5 亿元，卫生总费用占 GDP 的 4.52%，由于医疗费用增长速度得到一定控制，与 2006 年相比，卫生总费用占 GDP 的比重下降 0.15 个百分点。控制卫生费用的上涨已成为社会和政府共同关注和期望解决的问题。而由心、脑血管性疾病导致的死亡占到全部死亡的近 50%，引起这类疾病的首要危险因素是个人的生活方式和行为。要降低心、脑血管性疾病发病率和死亡率，有效措施是开展健康教育，加强自我保健意识，同时实行早期监测，早发现与早治疗。这些工作均是预防保健与社区卫生服务的基本内容。

3. 适应医学模式的转变

生物一心理一社会医学模式要求人们从多方面、多层次积极地防治疾病，以促进健康，提高生活质量，使卫生服务从治疗服务扩大到预防服务、从生理服务扩大到心理服务、从医院内服务扩大到医院外服务、从技术服务扩大到社区服务。医院应正确认识和利用医学模式这一理论武器，扩展医院的社会功能，多层次、全方位地防治疾病，重视对严重危害人民健康的地方病、职业病和传染病的防治，实行优质服务，促进人类的健康。

4. 适应人口结构和疾病谱变化的要求

慢性病非传染性疾病成为危害人类健康的主要疾病，预防保健与社区医疗服务是解决和适应这种变化的重要形式。我国人口的平均期望寿命从新中国成立前的 35 岁提高到 1995 年的 70 岁，同样面临人口迅速老龄化的局面。1996 年上海超过 60 岁的人口占上海总人口的 17.7%，已进入老龄化社会。严重危害老年人健康的均是一些慢性病。我国由于计划生育政策的实行，在 21 世纪我国城市家庭人口代际结构模式将呈现“倒金字塔”形的 4:2:1 模式，这就使社会必然要承担更多健康教育、慢性病监测、老年人生活照顾和卫生保健的责任

5. 有利于医院提高社会效益

预防保健与社区卫生服务可以充分保护、恢复和提高社会劳动力。开展预防保健与社区卫生服务既有利于做到无病早防，有病早治，主动地为病人或健康人服务，又有利于防止急性病的慢性化转变，有效地降低发病率，提高治愈率，减少死亡率，达到保障和增进人群健康的目的。

6. 有利于初级医疗保健的实施

卫生部在《全国医院工作条例》中对医院的任务作了如下明确规定："以医疗为中心，在提高医疗质量的基础上保证教学和科研任务的完成，并不断提高教学质量和科研水平。同时做好预防、指导基层和计划生育的技术工作。"医院扩大预防、开展综合性的社区卫生服务、面向基层、城乡协作、指导地方和厂矿的卫生工作，可以充分利用医院卫生资源的巨大优势，不断提高基层医疗单位的防治水平，进一步建立健全县、乡、村三级医疗预防保健网，使大量常见病、多发病在基层得以解决，逐步实现人人享有初级卫生保健的目标。

二、医院预防保健与社区卫生服务的组织

医院预防保健与社区卫生服务的组织是医院开展三级预防的重要组织保证。

医院建立相应的组织机构如预防保健科来负责这一工作的组织和实施，从事相应的院内、外预防保健工作，医院的医务科、门诊部、护理部等职能科室应积极配合和参与。医院可根据自身的人力、物力、设备等优势，建立慢性病防治科、社区保健科、全科医疗站等新型的预防保健组织，或利用现有的预防保健科、家庭病床科等组织开展慢性非传染病的防治工作，并要建立健全与基层单位协作的慢性病防治网络。

预防保健科的人员构成关系到医院预防保健工作的质量，所以必须配备有一定数量和质量的防保人员。医院感染管理科具有管理职能，主要对医院消毒隔离、交叉感染、污物处理等进行院内感染的监督、检测和管理。家庭病床科或社区保健科是从事院外医疗保健服务的业务科室，有利于医务人员走出医院，面向基层，加强社区卫生服务。以上医院防保机构的各类专业人员均应具有一定的医疗、预防业务水平和社会组织能力，并热心于预防保健事业。

三、社区与社区卫生服务

（一）社区

社区是1881年德国学者汤尼斯（F.Tonnies）提出：社区由共同生活在一个区域的一群人组成，这些人关系密切，守望相助，防御疾病，富有人情味；社区是以家庭为基础的共同体，是血缘共同体和地缘共同体的结合。

社区（community）在结构上是一个以地理和行政管理为依据明确划分的局部区域，如市、区、街，县、乡（镇）；在功能上社区是由一群具有强烈的归属感、认同感、凝聚力和文化氛围（价值观念、行为规范、交流与互助等）的居民组成。现代社会学认为社区有5个要素：人口、地域、生活服务设施、特有的文化背景和生活方式的认同，一定的生活制度和管理机构。社区是社会的缩影，家庭是社区的基本单位。社区人群之间建立政治、经济、治安、职业、教育、卫生、文体、环保、人际交往、生活方式等社区关系。“社区”一词由社会学家费孝通20世纪30年代引入我国，他认为：社区是若干社会群体（家庭、氏族）或社会组织（机关、团体）聚集在某一地域里所形成的一个生活上相互关联的大集体。世界卫生组织（WHO）对社区的解释是：一个有代表性的社区，其人口为10万～30万人之间，面积在0.5万～5万平方公里。

（二）社区卫生服务

社区卫生服务（community health service）是社区建设的重要组成部分，是在政府领导、社区参与、上级卫生机构指导下，以基层卫生机构为主体，全科医师为骨干，合理使用社区资源和适宜技术，以人的健康为中心、家庭为单位、社区为范围、需求为导向，以妇女、儿童、老年人、慢性病人、残疾人等为重点，以解决社区主要卫生问题、满足基本卫生服务需求为目的，融预防、医疗、保健、康复、健康教育、计划生育技术服务等为一体的，有效、经济、方便、综合、连续的基层卫生服务。

社区是最基层的单位，贯彻政府各项方针政策，同时又与群众建立守望相助的密切关系，反映群众需求和意愿，动员他们参与各项活动。就社区卫生服务而言，在我国社区一般界定为城市的街道和农村的乡（镇）。社区卫生服务是整体卫生服务的枢纽和中心环节。《中共中央、国务院关于卫生改革与发展的决定》中指出："改革城市卫生服务体系，积极发展社区卫生服务，逐步形成功能合理、方便群众的卫生服务网络。"

（三）社区卫生服务的特点

1. 以健康为中心

社区卫生服务必须是以人为中心，以健康为中心，而不是以病人为中心，更不是以疾病为中心。这种变化需要大幅度地改变我们的工作方式，仅仅靠治疗个体疾病的医疗工作是远远不够的，要求社区卫生服务走进社区和家庭，动员每个人主动地改变社会环境，建立健康的生活方式，预防疾病和残疾，促进健康。

2. 以人群为对象

医院的服务是以就诊的每位病人作为服务对象的，而社区卫生服务站维护社区内的所有人群的健康，如改善社区的卫生环境、居住条件、消除不安全因素和不健康的生活方式等，是社区的所有人群的利益和健康为出发点的。在对每个儿童做预防接种和系统保健时，不只限于这个孩子的健康问题，而是通过每个个体的预防接种发现整个社区的儿童预防接种的覆盖率和营养状况、健康状况，制定个体和整体的干预计划。如果发现社区儿童营养不良的发病率高，则要考虑是否服务管理需要在社区内开展婴儿合理喂养的健康教育。这就是以人群为服务对象的特点。当然，在改革群体工作的同时，也需重视对个体的干预和指导。

3. 以家庭为单位

家庭是社区组成的最基本单元。一个家庭内的每个成员之间有密切的血缘和经济关系，以及相似的行为、生活方式、居住环境、卫生习惯等。因此，在健康问题上存在着相同的危险因素。例如，婴儿的喂养，必须考虑父母的社会、文化背景，并且从他们的文化角度考虑如何对父母进行母乳喂养等内容的健康教育。如要照顾老人的健康，必须动员家庭子女承担起责任和义务。

4. 提供综合服务

健康已经被赋予了新的内涵，因此社区卫生服务必须是综合的、全方位的，并且是多部门参与的。如：要保证儿童健康，首先要给母亲提供孕产期保健和产后保健、新生儿访视及儿童系统管理。教育父母如何喂养孩子，帮助父母对儿童进行早期教育，改善社区内卫生环境，减少污染等。只有提供这一系列服务，才可能保证儿童身心的健康。

第三节　医院预防保健与社区

卫生服务的任务健康观的改变，医学模式的转变，使医院不仅面向疾病，而且面向健康；不仅面向个体，而且面向群体；不仅面向院内，而且面向院外。以人群为中心的大卫生观的确立和三级预防体系的形成，使医院的内涵发生了深刻的变化，以单纯的医疗服务型转变为医疗、预防、保健、康复一体化服务型。因此，目前我国医院预防保健工作和社区卫生服务的主要任务如下。

一、疾病筛检和健康检查

疾病筛检即疾病的普查普治，是指对社会某一人群的有关疾病，专门组织的医学检查，并对检查出的疾病给予相应的治疗。通过疾病的普查可以找到危害人群的主要疾病，同时结合流行病学调查找出致病的危险因素，发现和证实病因，从而能早期诊断、治疗和采取预防措施。

疾病的普查可以是对社会某一特定人群进行全面、系统的检查，如老年病、妇女病等的普查，也可以是根据工作或科研的需要，对某种疾病的普查普治，如在学校中进行龋齿、沙眼、近视等单一疾病的普查，为降低中风发病率而对一定年龄的人群开展的高血压普查普治等。因此，对健康人群进行普查，早期发现无症状患者是降低某些疾病发病率和死亡率的一项有效手段。为了保证普查工作顺利开展和取得较好的效果，要切实做好普查的准备工作，制定普查的计划，明确普查的目的、任务和范围，确定人力、物力、财力和时间；对受检人群做好普查的宣传教育，讲明目的意义，并要争取当地领导和有关部门的支持，以提高受检率；选择比较合理的普查方式，如采用深入基层或家庭的方式普查以方便群众，必要时也可以在医院的门诊分散进行；做好普查的总结工作，并进一步开展普治和随访工作，及时进行统计分析，以不断提高普查普治的质量。健康检查是指对个人或集团人群进行的身体健康情况检查。目的是早期发现、早期诊断、早期治疗疾病，早期采取措施预防疾病。按健康检查的目的划分，健康检查的方式一般包括预防性健康检查和定期健康检查。按检查对象区分，一般包括集体健康检查和个人健康检查。

二、传染病管理

为了及时掌握疫情，分析疫情，有效地做好防疫工作，医院要切实做好传染病的疫情报告。预防保健科应组织有关单位，定期检查医院内有关传染病疫情报告情况，并要定期进行统计和分析。

传染病管理的主要任务是：迅速掌握和报告疫情，及时处理疫源地，有效切断传播途径，保护易感人群，控制和消灭传染病的发生和蔓延。为了完成这些任务，医院及基层医疗单位应做好以下几项工作。

（1）疫情报告：医院报告是我国疫情信息的主要来源，疫情报告工作是各级医疗卫生单位的法定责任，当各级医疗卫生机构的医务人员发现传染病人或疑似传染病人、病原携带者时，应填写传染病报告卡，按国家规定时限，向当地防疫机构报告疫情，同时做好疫情登记。报告的时限要求：甲类传染病，城镇不超过 6 小时，农村不超过 12 小时；乙类传染病，除艾滋病和肺炭疽外，城镇和乡村时限可延长 1 倍以上；丙类传染病，在 24 小时内报告，遇到疫情暴发，仍需立即报告。医院则要定期检查院内有关传染病疫情报告情况，定期进行统计分析，防止漏报情况医院预防保健与社区卫生服务管理的发生

（2）做好传染病管理，做到早发现、早治疗、早隔离：要对我国规定管理的 26 甲种、乙类传染病，按各种不同传染病防治常规进行家庭病床设立；并要根据不同传染病特点，做好传染源的隔离、消毒、护理等指导，以及做好接触者的检疫工作。

（3）根据不同传染病的传播途径，要制定相应的措施，指导基层做好饮食、水源、粪便等卫生管理和消毒杀虫、灭鼠等工作。

（4）做好易感人群的保护工作，提高人群的非特异性和特异性防病能力。开展各种预防接种和预防服药等工作，并要加强卫生防病知识的宣传教育，培养人们良好的卫生行为和生活习惯，提高群众防病知识水平。

三、预防接种

预防接种是指将人工制备的某些生物制品接种于易感人群，使机体产生某种传染病的特异性免疫，达到预防该传染病的目的。预防接种的作用，主要是针对传染病流行的第三环节，即降低人群易感性的防疫措施。对某些以人类作为传染源的疾病，如天花、白喉、脊髓灰质炎、麻疹等也能起到消灭传染源的作用。对其他一些传染病也可相应降低发病率和死亡率。

预防接种是重要的一级预防措施，常常由基层医疗单位具体实施。其工作的形式可以是医院中的预防保健人员深入社区设立接种点，或上门接种服务，也可一来是在医院设立预防接种门诊，建立儿童计划免疫接种卡，按计划开展预防接种，医院开展预防接种工作的主要内容有：①做好管区内散居和集体儿童机构以及重点人群的预防接种工作；②及时处理好预防接种反应和异常反应，做好生物制品的运输和保管，努力提高各种预防接种的接种率和合格率，并开

展免疫效果观察和接种后资料统计及总结工作。

四、家庭病床

家庭病床是指医疗机构为方便病人，最大限度地满足群众的医疗需求，派出医务人员，选择适宜在家庭环境中医疗和康复的病种，在病人家中建立病床，登记医疗保健服务项目。家庭病床使病人在自己家中就能得到治疗和护理。家庭环境和气氛有利于免除人，尤其是儿童因对医院环境的生疏而产生的不安心理。对慢性病、老年病、肿瘤病等病人建立家庭病床，可以减少其对治疗效果的疑虑及对预后的恐惧心理。也可以免除部分病人因住院而引起对家庭事务的牵挂。医院开设家庭病床是符合医学模式转变，深受群众欢迎的一种卫生服务方式：医院建立家庭病床可以缓解城市看病难、住院难的困难；方便病人就医，解决老龄慢性病人活动困难、就医不便等老年医疗康复问题；减少医疗费用，可减轻公司劳保医疗费用开支和家庭负担；也有利于医务人员树立良好的医德医风，深入社区为居民服务家庭病床的收治对象，一般为出院后仍需进行医疗服务的恢复期病人或不属于住院对象的慢性病人、老年病人，其管理包括：①指导病人合理的生活、营养、活动和消毒隔离，开展卫生防病、心理卫生等保健知识的宣传；②建立规范的工作制度和家庭病历，制定规范的治疗和护理方案；③定期巡诊查房，送医送药上门，提供各种必要的检查治疗手段，并建立会诊和转诊制度。

五、慢性非传染病的防治

随着医学模式和疾病谱的改变，危害人类健康的头号杀手传染病已逐渐被慢性非传染病代替，特别是高血压、冠心病、脑血管病、恶性肿瘤、糖尿病已成为对居民身体健康危害最严重的疾病。因此，加强对这些慢性非传染病的防治，已成为医院预防保健工作的重要任务。在实际工作中应注意抓好以下 5 个方面的工作：①建立健全慢性非传染病防治组织；②开展健康指导、行为干预；③开展重点慢性非传染性疾病的高危人群监测；④对重点慢性非传染性疾病的患者实施规范化管理；⑤积极开展慢性非传染病的群防群治。

六、老年保健

老年保健是指60 岁以上老人采取的各种医疗预防保健措施。目前，我国人口中老龄人口增长迅速，城市老龄化趋势发展很快，特别是上海、北京等大城市，老年人口大大超过城市人口的10%，提前进入了老龄化社会，使老年保健成为生活保健的重要课题。老年保健的服务内容包括：①了解社区老年人的基本情况和健康状况；②加强除老年人常见病、多发病（如高血压、冠心病、脑血管病等）之外，呼吸道感染、肺气肿、糖尿病、肿瘤等疾病的防治，并需重视慢性病的康复；③指导老年人进行疾病预防和自我保健；④建立健全老年医疗保健机构，有条件的医院应设立老年病科、老年病门诊等专门从事老年医疗保健的科室，各级医院都应积极开设家庭病床，为老年患者提供便捷、连续的医疗保健康复服务。

七、妇幼保健

妇幼保健包括妇女保健和儿童保健，是指对育龄妇女及0~14 岁儿童所开展的卫生保健工作。在我国，上述两者人口合计占总人口的65%，故妇幼保健服务的对象数量大，而且持续时间长，医院抓好妇幼保健工作具有十分重要的意义。

（一）妇女保健

（1）未婚期保健：开展婚前卫生咨询与指导，进行婚前医学检查宣传，开展婚后卫生指导与生育咨询。

（2）产前保健：了解孕妇的基本健康状况和生育状况，早孕初查并建册，开展孕妇及其家庭的保健指导。

（3）产后保健：开展产后家庭访视，提供产后恢复、产后避孕、家庭生活调整等方面的指导。

（4）更年期保健：提供有关生理和心理卫生知识的宣传、教育与咨询；指导更年期妇女合理就医、饮食、锻炼和用药。

（5）配合上级医疗保健机构开展妇科疾病的筛查。

（二）儿童保健

（1）新生儿期保健：新生儿访视及护理指导，母乳喂养咨询及指导。

（2）婴幼儿期保健：早期教育，辅育添加及营养指导，生长发育评价。

（3）学龄前期保健：心理发育指导及咨询，生长发育监测，托幼机构卫生保健的指导。

（4）学龄期保健：与家长配合开展性启蒙教育和性心理咨询等。

（5）儿童各期常见病、多发病及意外伤害的预防指导。

医院妇幼保健工作一般由基层医院的妇幼卫生科或预防保健科中的妇保组、儿保组等相应的机构承担。不具体承担妇幼保健工作的城市大医院应加强对基层医疗单位的妇幼保健业务指导和妇幼保健专业队伍的业务培训。

八、医疗保健咨询

随着医学的发展和社会的进步，人们对医疗保健的要求也日益提高，不仅希望对有关疾病的病因、诊断、治疗、护理、预后、防治措施等方面的知识有所了解，而且对如何保证机体正常功能、增进健康、延长寿命等保健问题更是日益关心。所以，医疗咨询也是人们为了健康需要而实行的一种卫生服务方式。医院可根据条件设立咨询门诊，对群众关心的医疗保健问题予以解答和进行指导。由于不同年龄、性别、职业的人群存在着特殊的疾病和保健问题。因此，医疗咨询比健康教育更需要有针对性。医院的各有关临床科室可在门诊内选派有丰富临床经验的医务人员担任本科范围的医疗咨询，有条件的医院可以单独开设遗传、心理、儿童保健、妊娠保健、性保健、老年保健等方面的咨询门诊，或设立咨询电话、信函咨询等服务，负责解答各种医疗和保健方面的问题。

九、健康教育

医院的健康教育包括院内患者健康教育和院外的社区健康保健。医院的健康教育要有计划、有组织地进行，一般由预防保健科会同有关职能科室负责计划和组织。院内健康教育旨在劝告病人及其家属改变不良的个人行为和生活方式，以降低疾病的危害因素，并介绍当前常见病、多发病的防治方法。院内健康教育可利用广播、黑板报、宣传栏、宣传资料、健康处方、讲座、咨询门诊、电视或电子荧屏等多种形式，开展门诊、候诊、住院健康教育等内容。院外健康教育是要协同当地卫生主管部门和社区政府，有组织地承担社区人群健康教育工作，有计划地在人群中进行生活方式的干预和控制（如戒烟、低盐、低脂肪、运动、精神平衡等的干预），改变不卫生行为，使公民参与维护有益于健康的环境（心理、自然、社会方面），最终使平均期望寿命、婴儿死亡率、主要疾病的发病率与死亡率达到预期指标。根据当前我国人群的疾病谱，要特别重视心、脑血管病，肿瘤等危险因素的宣教。医院卫生宣传教育工作的要点反映在以下 4 个方面。

（1）普及性：宣传各项卫生工作方针政策，宣传先进的医学理论和方法，宣传普及医药卫生科学技术知识，介绍行之有效的各种卫生工作方法和群众创造的先进经验等。

（2）针对性：根据不同的宣传对象，如不同年龄、性别、职业人群、文化程度等，不同时间、季节、地点等，宣传群众最为关心的卫生问题。

（3）科学性：宣传的内容要有科学根据，实事求是地反映客观现象，对所要说明的问题最好能引用自己调查或国内调查已证实的资料和数字。

（4）艺术性和趣味性：根据宣传对象的特点，使用群众喜闻乐见的方式，进行生动活泼、形式多样的宣传。可利用讲演、座谈、广播、黑板报、墙报、书刊、画册、照片、模型、标本、电视、电影等多种形式进行，开展门诊候诊宣传教育、住院宣传教育、地段宣传教育或根据需要走向社会进行卫生宣传教育等。

医院预防保健工作的内涵十分丰富，是现代医院一项十分重要的任务。加强对医院预防保健工作的管理，对于深化卫生改革，开展三级预防，加强社区卫生服务站，无疑具有重要的意义。尽管开展医院预防保健与社区卫生服务已逐渐成为全社会的共识，但各级卫生管理部门加强对开展医院预防保健与社区卫生服务的管理乃是其健康发展的保证。需要从以下几个方面做好工作：确立医院预防保健与社区卫生服务的模式，完善医院预防保健与社区卫生服务的补偿机制，加强医院预防保健与社区卫生服务人员的培养，开展医院预防保健与社区卫生服务质量评价等。

第四节 开展医院预防保健与社区

尽管开展医院预防保健与社区卫生服务已逐渐成为全社会的共识，但各级卫生管理部门加强对开展医院预防保健与社区卫生服务的管理乃是其健康发展的保证。

一、确立医院预防保健与社区卫生服务的模式

我国地域辽阔，各地社会经济的发展水平参差不齐，确立一个全国统一的模式很困难，也不现实。这就需要各地根据自己的实际情况，来构筑一个符合当地社会经济发展水平，又能满足群众基本卫生需要的医院预防保健与社区卫生服务模式，如三级网络模式“卫生服务中心、社区医疗服务站和社区卫生网点”和两级服务体系“社区卫生服务中心和社区卫生服务站”。

二、完善医院预防保健与社区卫生服务的补偿机制

医院预防保健与社区卫生服务是一项体现社会效益的公益性事业，政府的投资应作为其主要的经费来源。但是，目前政府的补贴非常有限，仅仅依靠政府投资，不可能使社区卫生服务做到持续健康发展，可以通过对某些服务项目实行有偿服务。同时，要积极获得社会各界的支持，多方筹集经费。医疗保险制度的不断完善，也将为社区卫生服务提供新的补偿途径。

三、加强医院预防保健与社区卫生服务人员的培养

医院预防保健与社区卫生服务的质量和水平是社区卫生服务能否发展、巩固和得到群众信任的关键所在。因此，培养一支高质量的全科医生队伍非常紧迫。

对社区居民的调查显示，不愿去社区服务中心就诊的首要原因是对医疗质量的承担。要改变目前大病、小病都往大医院跑的现象，加快建立全科医生的培养制度是当务之急。

四、开展医院预防保健与社区卫生服务质量评价

开展医院预防保健与社区卫生服务的目的之一是提高卫生资源的利用效率，但是否能达到这个目的，则要通过质量评价来判断。通过对医院预防保健与社区卫生服务质量的评价，可以发现服务过程中存在的问题，有利于进一步完善服务，使医院预防保健与社区卫生服务以其高质量、低成本的信誉而获得人民群众的欢迎当前，医院预防保健与社区卫生服务在我国还处于探索阶段，需要研究的课题还很多，国外虽有不少成熟经验，但不一定适合我国国情，所以，只有大胆尝试，不断总结经验，才能建立起一个积极高效的医院预防保健与社区卫生服务体系。

第四章　医院感染管理

第一节 医院感染管理各级职责

一、医院感染管理委员会的职责

（1）认真贯彻医院感染管理方面的法律法规及技术规范、标准，制定本院预防和控制医院感染的规章制度、医院感染诊断标准并监督实施。

（2）根据预防医院感染和卫生学要求，对本医院的建筑设计、重点科室建设的基本标准、基本设施和工作流程进行审查并提出意见。

（3）研究并确定本医院的医院感染管理工作计划，并对计划的实施进行考核和评价。

（4）研究并确定本医院的医院感染重点部门、重点环节、重点流程、危险因素以及采取的干预措施，明确各有关部门、人员在预防和控制医院感染工作中的责任。

（5）研究并制定本医院发生医院感染暴发及出现不明原因传染性疾病或者特殊病原体感染病例等事件时的控制预案。

（6）建立会议制度，定期研究、协调和解决有关医院感染管理方面的问题。

（7）根据本医院病原体特点和耐药现状，配合药事管理委员会提出合理使用抗菌药物的指导意见。

（8）其他有关医院感染管理的重要事宜。

二、医院感染管理科的主要职责

（1）对有关预防和控制医院感染管理规章制度的落实情况进行检查和指导。

（2）对医院感染及其相关危险因素进行监测、分析和反馈，针对问题提出控制措施并指导实施。

（3）对医院感染发生状况进行调查、统计分析，并向医院感染管理委员会或者医疗机构负责人报告。

（4）对医院的清洁、消毒灭菌与隔离、无菌操作技术、医疗废物管理等工作提供指导。

（5）对传染病的医院感染控制工作提出指导。

（6）对医务人员有关预防医院感染的职业卫生安全防护工作提供指导。

（7）对医院感染暴发事件进行报告和调查分析，提出控制措施并协调、组织有关部门进行处理。

（8）对医务人员进行预防和控制医院感染的培训工作。

（9）参与抗菌药物临床应用的管理工作。

（10）对消毒药械和一次性使用医疗器械、器具的相关证明进行审核。

（11）组织开展医院感染预防与控制方面的科研工作。

（12）完成医院感染管理委员会或者医疗机构负责人交办的其他工作。

三、医院感染管理科主任职责

（1）在医院感染管理委员会主任的领导下，负责全科的业务与行政工作。协助院长完成全院医院感染控制管理工作。

（2）制订全院性有关规章制度和工作计划，并组织实施。

（3）负责协调全院有关部门的医院感染管理，对全院医院感染管理工作进行监督、检查与指导；若发现特殊情况，如医院感染的暴发流行，则应及时进行调查，提出控制方案，并组织实施。

（4）负责全院医院感染的监测、总结、分析与反馈，发现问题，及时与有关部门及人员协商，提出改进措施。

（5）负责全院抗菌药物的合理应用。

（6）负责对医院新建、改建项目，从医院感染控制角度提出建设性意见。

（7）负责对医疗废物的处理进行监督管理。

（8）负责本科人员的继续教育和全院各类人员、进修人员以及在校学生的医院感染教学工作。

（9）负责医院感染管理的有关研究工作和组织学术交流。

四、医院感染管理科医生职责

（1）负责起草医院感染的预防和控制方案及医院感染管理条例。

（2）掌握医院感染预防、控制与管理的知识与技能，对全院医务人员进行医院感染管理的指导与咨询。

（3）掌握医院内的感染疫情，组织和设计流行病学调查，制订初步控制措施，保证医院内感染的监控工作具有科学性和实用性。

（4）掌握医院内常见病原菌对抗菌药物的敏感程度，向药剂科提供购药信息，并提出医院内抗菌药物采取的管理措施。

（5）负责医院感染管理委员会会议的准备工作，定期向全院公布本院医院感染监测结果和控制的效果。

（6）参加临床危重感染病人的临床会诊和抗菌药物应用咨询。

（7）根据工作需要，开展医院感染有关的科研工作，设计各种表格，并整理汇总资料，进行统计分析与成文。

（8）负责全院医务人员有关医院感染知识的在职教育。

五、医院感染管理科护士职责

（1）负责全院各科室的医院感染病例的查询、登记，并整理汇总上报。

（2）建立和管理各科消毒隔离工作，并开展指导和咨询工作。

（3）及时发现医院感染流行疫情，并参加调查与控制工作，协助各科室建立控制流行方案。

（4）学习和完善各项消毒灭菌措施效果检测的实验方法，以便掌握对消毒灭菌措施进行质量控制的技能。

（5）向药剂科和供应室及时提供消毒、灭菌质量监控信息，并对全院消毒和灭菌措施进行共同管理。

（6）参加医院感染有关的继续教育工作。

（7）参加医院感染有关的科研工作。

六、医院感染管理科检验员职责

（1）负责常规的医院感染监测中的各种标本的微生物学检验。

（2）负责医院感染暴发时的流行病学调查中的微生物学标本检验。

（3）配合医院感染管理中临床检测标本的检查。

（4）定期总结医院感染监测标本的检验结果。

（5）负责医院感染管理中其他检验工作，如消毒剂浓度测定。

（6）参加医院感染有关的继续教育工作。

（7）参加医院感染有关的科研工作。

七、医院感染管理科专职人员职责

（1）根据国家和本地区卫生行政部门有关医院感染管理的法规、标准，拟定全院医院感染控制规划、工作计划，组织制定医院及各科室医院感染管理规章制度，经批准后，具体组织实施、监督和评价。

（2）负责全院各级各类人员预防、控制医院感染知识与技能的培训、考核。

（3）负责进行医院感染发病情况的监测，定期对医院环境卫生、消毒、灭菌效果进行监督、监测，及时汇总、分析监测结果，发现问题，制定控制措施，并督导实施。

（4）对医院发生的医院感染流行、暴发进行调查分析，提出控制措施，并组织实施。

（5）参与药事管理委员会关于抗菌药物应用的管理，协助拟定合理用药的规章制度、并参与监督实施。

（6）对购入消毒药械、一次性使用医疗、卫生用品进行审核，对其储存、使用及用后处理进行监督。

（7）开展医院感染的专题研究；有条件的省市级医院、医学院校附属医院可建立实验室或研究室。

（8）及时向主管领导和医院感染管理委员会上报医院感染控制的动态，并向全院通报。

八、临床科室医院感染管理小组主要职责

（1）负责本科室医院感染管理的各项工作，根据本科室医院感染的特点，制定管理制度，并组织实施。

（2）对医院感染病例及感染环节进行监测，采取有效措施，降低本科室医院感染发病率；发现有医院感染流行趋势时，及时报告医院感染管理科，并积极协助调查。

（3）检查本科室抗菌药物使用情况。

（4）组织本科室预防、控制医院感染知识的培训。

（5）督促本科室人员执行无菌操作技术、消毒隔离制度。

（6）做好对卫生员、配膳员、陪住者、探视者的卫生管理。

九、临床科室科主任与总住院医生职责

（1）检查督促科内感染监控计划的落实；负责科室抗菌药物管理。

（2）负责管理住院医生填写“医院感染病例报告单”和及时送检标本。

（3）负责对新工作人员进行有关感染控制及其职责的教育与培训。

（4）全面了解科内医院感染动态；发现感染问题，提出意见和建议，经常与医院感染科联系。

十、临床科室住院医生职责

（1）对医院感染病例，认真填写“医院感染报告单”。

（2）对感染病例，尽可能做出病原学诊断，并做药敏试验。

（3）分析感染危险因素，严格执行各项控制措施。

（4）协助医院感染专职人员开展医院感染的预防、控制与管理工作。

十一、临床科室监控护士职责

（1）负责本科室对医院感染监测和控制条例的贯彻执行。

（2）负责本科室消毒隔离工作和环境卫生效果的监测。

（3）指导本科室正确、合理使用消毒剂与消毒器械，指导护士对抗菌药物的正确配置。

（4）协助和督促医生上报医院感染的病例和送检标本。

（5）督促做好医疗废物的分类与管理工作。

（6）做好对卫生员、配膳员、陪住者、探视者的卫生管理。

（7）负责本科室的医院感染管理和自我防护知识宣传和培训。

（8）协助医院感染专职人员开展医院感染的预防、控制与管理工作。

十二、医务管理部门在医院感染管理工作中职责

（1）协助组织医师和医技部门人员预防、控制医院感染知识的培训。

（2）监督、指导医师和医技人员严格执行无菌技术操作规程、抗菌药物合理应用、一次性医疗用品的管理等有关医院感染管理的制度。

（3）发生医院感染流行或暴发趋势时，统筹协调感染科组织有关科室、部门开展感染与控制的工作；根据需要进行医师人力调配；组织对病人的治疗和善后处理。

十三、护理管理部门在医院感染管理工作中职责

（1）协助组织全院护理人员预防、控制医院感染知识的培训。

（2）监督、指导护理人员严格执行无菌技术操作、消毒灭菌与隔离、一次性使用医疗用品的管理等有关医院感染管理规章制度。

（3）发生医院感染流行或暴发趋势时，根据需要进行护士人力调配。

十四、总务后勤部门在医院感染管理工作中职责

（1）负责组织医院废物的收集、运送及无害化处理工作。

（2）负责组织污水的处理、排放工作，符合国家“污水排放标准”要求。

（3）监督医院营养室的卫生管理工作，符合《中华人民共和国食品卫生法》要求。

（4）对洗衣房的工作进行监督管理，符合医院感染管理要求。

十五、药剂科在医院感染管理工作中职责

（1）负责本院抗菌药物的应用管理，定期总结、分析和通报应用情况。

（2）及时为临床提供抗菌药物信息。

（3）督促临床人员严格执行抗菌药物应用的管理制度和应用原则。

十六、检验科在医院感染管理工作中职责

（1）负责医院感染常规微生物学监测。

（2）开展医院病原微生物的培养、分离鉴定、药敏试验及特殊病原体的耐药性监测，定期总结、分析，向有关部门反馈，并向全院公布。

十七、医务人员在医院感染管理中职责

（1）严格执行无菌技术操作规程等医院感染管理的各项规章制度。

（2）掌握抗菌药物临床合理应用原则，做到合理使用。

（3）掌握医院感染诊断标准。

（4）发现医院感染病例，及时送病原学检验及药敏试验，查找感染源、感染途径，控制蔓延，积极治疗病人，如实填表报告；发现有医院感染流行趋势时，及时报告感染管理科，并协助调查。发现法定传染病，按《传染病防治法》的规定报告。

（5）参加预防、控制医院感染知识的培训。

（6）掌握自我防护知识，正确进行各项技术操作，预防锐器刺伤。

第二节　医院感染管理制度

一、医院感染管理委员会工作制度

（1）医院感染管理委员会成员要熟悉主要职责，按时参加会议，尽职尽责。

（2）医院感染控制委员会成员要经常深入科室，尤其重点科室，专职人员每月检查1次院内感染管理情况，征求意见和提出改进措施。

（3）掌握每季度医院内感染的监测动态、分析监测情况，找出问题，查明原因，提出改进方法。

（4）定期检查医院感染有关规章制度贯彻落实情况，并及时做好总结、评价、反馈等工作。

（5）医院感染管理委员会，每半年召开一次会议，通报院内感染管理工作情况，解决工作中的问题，必要时随时召开会议。

二、感染管理科工作制度

（1）在医院感染管理委员会的领导下，负责医院感染管理工作，拟定医院感染管理工作的计划和目标。

（2）对医院各类人员进行医院感染的相关知识教育，建立医院感染管理的在职教育制度，定期对医院各类人员进行预防医院感染知识的相关教育。

（3）制定医院感染管理委员会的工作制度，定期向医院感染管理委员会汇报感染监测情况，负责医院感染管理委员会会议的资料及其议题准备工作，待讨论决定后贯彻实施。对医院有关感染的资料进行汇总、分析、统计医院感染发病率及其他情况，并定期向委员会和有关部门报告。

（4）制定医院感染管理计划，并具体组织实施，检查督促计划执行情况，执行各项监测制度。制定医院感染监控方案、对策、措施、效果评价和登记报告制度，并作为医院评审的重要条件，定期或不定期检查。

（5）指导和参与检查各科室的消毒与隔离措施的落实，负责环境外伤性监测。

（6）参与医院内消毒剂和抗菌药物的使用管理。

（7）负责医院工作人员有关医院感染知识的培训，定期了解病区情况，协助科室制定感染控制措施。

（8）协调各科室的医院感染监控工作。提供业务技术指导和咨询等。

（9）当医院感染发生暴发流行时，负责进行流行病学调查并制定措施。

（10）各病区发现医院感染病例后，兼职感染监控人员协助住院医师，填写医院感染登记调查表，及时报告医院感染专职人员，由专职人员复核确定。

（11）执行各项监测制度，定期监测分析，每月向院领导及各科室颁布医院感染发病情况，参与医院消毒剂和抗菌药物的使用管理工作。

（12）控制医院感染发病率，提高医疗质量，严格隔离消毒，使全院医院感染发病率符合医院感染管理要求。漏报率低于20%。

（13）各科发现感染病例，由负责该病患的医师填写医院感染调查表，及时报感染管理科，感染率过高或漏报率高的应查明原因。

（14）除定期定点监测外，对重点部门进行环境微生物学监测及消毒灭菌物品的监测，各项细菌总数不得超过标准要求。

（15）认真贯彻执行《中华人民共和国传染病防治法》《中华人民共和国传染病防治法实施细则》及《消毒管理办法》的有关规定。

（16）建立健全医院感染管理组织，配合专（兼）职人员，认真履行职责。

（17）对医务人员的消毒隔离技术操作进行定期考核与评定。

（18）建立合理使用抗菌药物的管理办法。

（19）医院须建立特殊区域（如手术室、消毒供应室、产房、婴儿室、新生儿室、新生儿病房、治疗室）保洁、消毒或无菌的监控制度和措施，医院感染管理科要定期检查。

三、医院感染监测报告制度

（1）建立各种监测登记簿，按照医院感染管理要求认真填写，每月上报；指导和参与检查各病室的消毒与隔离措施，负责环境卫生监测，日常使用监测每日进行。

（2）每半年对全院所有紫外线灯管的强度进行测定，若达不到70μW/cm^{2}为不合格，应及时更换，检测后并有记录。

（3）制定医院感染监控条例、计划，并具体组织实施。宣传有关医院感染的知识，协调各科室的医院感染监控工作。

（4）当医院感染发生暴发流行时，负责进行流行病学调查并制定措施。对已发生医院的感染应查找感染原因，分析薄弱环节，制定措施提出改进办法。

（5）按规定向卫生主管部门填报医院感染发病情况监测表，如暴发流行时须立即报告。

（6）使用中的消毒剂、灭菌剂：应进行生物和化学检测。生物监测。消毒剂每季度 1 次，其细菌总数小于 100cfu/ml 不得检出致病性微生物；灭菌剂每月检测 1 次，不得检出任何微生物。化学监测：应根据消毒、灭菌剂的性能定期监测，含氯消毒剂、过氧乙酸等应每日监测，戊二醛的监测应每周不少于 1 次。使用中的消毒液如发现浑浊、变质应立即更换。同时对消毒、灭菌物品进行消毒、灭菌效果监测，消毒物品不得检出致病性微生物，灭菌物品不得检出任何微生物；接触黏膜的医疗用品细菌总数小于 20cfu/g 或 $100cm^2$ 接触皮肤的医疗用品细菌菌数小于 $200cfu/cm^2$ 不得检出致病性微生物；凡进入人体无菌组织器官或接触破损皮肤黏膜的医疗用品必须无菌。

（7）供应室高压锅灭菌效果的监测每锅进行工艺监测、每锅进行化学监测、每月进行生物监测。并做好记录。对所灭菌物品、器械定期抽样做细菌培养，不合格者重新灭菌。新的灭菌器使用前必须先进行生物监测，合格后才能使用。

（8）环氧乙烷气体灭菌必须每锅进行工艺监测，每包进行化学监测，每月进行生物监测。

（9）各种消毒后的内窥镜（如胃镜、肠镜、喉镜、气管镜等）及其他消毒物品应每季度进行监测，不得检出致病性微生物。

（10）各种灭菌后的内窥镜（如腹腔镜、关节镜、胆道镜、膀胱镜、胸腔镜等）、活检钳和灭菌物品；必须每月进行监测不得检出任何微生物。

（11）血液净化系统；必须每月对出、入透析器的透析液进行监测。当疑有透析液污染或有严重感染病例时，应增加采样点，如原水口、软化水口、反渗水出口、透析液配液口等，并及时进行监测。当检查结果超过规定标准值时，须再复查。

（12）参与医院内消毒剂和抗菌药物的使用管理。

四、消毒隔离管理制度

（1）医务人员上班时间要衣帽整齐，下班、就餐、开会时应脱去工作服。

（2）换药处置工作后均应洗手或手消毒。无菌操作时要严格遵守无菌操作规程。

（3）盛放无菌器械的容器、器械敷料缸、持物钳等定期消毒，灭菌，消毒液定期更换。

（4）病房要定期通风换气，每日进行空气消毒并拖擦地面，床头桌、椅子每日湿擦，抹布专用，定期消毒，遇有血迹、排泄物污染时，随时消毒。

（5）换下的污染衣服应放于指定处，不随处乱丢，不在病房清理，便器每日用后消毒。

（6）各种医疗用具使用后均应消毒备用，药杯、餐具必须消毒后再用，病人被褥要定期更换消毒，遇有污染时，要随时消毒。

（7）重度感染或脏器移植的手术病人住单独病房，病室要先进行消毒，床垫、被褥洗晒后消毒，死亡病人的被褥应更换，用具应消毒。

（8）传染病人按常规隔离，病人的排泄物和用过的物品要进行处理。未经消毒的物品不得带出病房，也不得给他人使用。传染病人用过的被褥应消毒后再交洗衣房清洗消毒。

（9）进入治疗室、换药室应衣帽整齐，戴口罩，私人物品不得带入室内，严格遵守无菌操作规则，隔离病人用物立即消毒处理。

（10）治疗室、换药室每天通风换气，清洁时采用湿式清扫、紫外线照射（每6个月监测紫外线灯管1次，并建立登记本），或用消毒液喷雾消毒，每周彻底大扫除1次，每月做细菌培养1次。

（11）每天检查无菌物品是否过期，盛放盐水棉球及无菌纱布的容器应每天更换，用过的物品应与未用过的物品严格分开，有明显标识。

（12）治疗室的抹布、拖把等用具专用。

（13）换药车上的用物定期进行更换和灭菌，每周灭菌2次，换药用具先清洗处理，再进行灭菌。

（14）传染病人应在指定的范围内活动，不准互串病房和外出，到其他科室诊疗时，应做好消毒隔离工作，出院、转科、死亡后应进行终末消毒。

（15）传染病人按病种分区隔离，工作人员进入污染区要穿隔离衣、穿鞋套，必要时穿隔离裤、戴口罩、面罩等防护用品。

（16）凡厌氧菌、绿脓杆菌等特殊感染的病人应严格隔离，用过的器械、被服、房间都要严格消毒处理，用过的敷料要烧毁。

第三节　医院感染管理知识培训

为有效控制医院感染，医院各类人员均应接受医院感染管理知识的培训，并作为在职教育的重要组成部分。培训内容应根据各类人员的知识结构和职责有所侧重。

一、各类人员共同培训内容

医师、护士、医技、管理、后勤人员均需掌握。

（1）职业道德规范、国家有关医院感染管理的法律法规、规章、制度、标准等。

（2）预防和控制医院感染的目的、意义。

（3）医院废弃物管理、锐器伤及其所致血液、体液传播疾病的预防。

二、各类人员重点培训内容

1.医师

（1）医院感染概论（概念、暴发流行、内源性感染、微生态平衡）。

（2）医院感染诊断标准及医院感染监测。

（3）细菌耐药机制、抗菌药物合理应用与抗菌药物治疗新知识。

（4）侵袭性操作相关医院感染的预防。

（5）无菌技术操作、消毒隔离常识、医院感染的预防。

（6）本专业常见医院感染的预防与控制。

2. 护士

（1）医院感染管理概念。

（2）消毒、灭菌、隔离知识与进展及其在医院感染预防和控制中的应用；消毒、灭菌药械的合理使用与浓度监测。

（3）重点科室的医院感染管理。

（4）医院感染的监测。

（5）侵袭性操作相关医院感染的预防。

（6）一次性无菌医疗用品的医院感染管理。

（7）抗菌药物的合理应用、合理给药与毒副反应。

（8）本专业常见医院感染的预防与控制。

3. 医技人员

（1）《医院感染管理办法》的相关内容。

（2）本科室医院感染的特点与控制。

（3）消毒剂合理应用与浓度监测。

（4）侵袭性操作相关医院感染的预防。

（5）检验科从事微生物检验人员：临床微生物学（包括细菌和相应药物选择）与医院感染管理知识。

（6）药剂科人员：抗菌药物的管理与合理应用，作用机制与毒副反应。

4. 医院感染管理专职人员

应根据专职人员的专业知识结构和工作分工确定培训内容，医师、护士、检验人员应有一定的差别。

（1）医院感染管理的新进展。

（2）《医院感染管理办法》《消毒管理办法》《医院消毒技术规范》和国家有关标准与法律法规。

（3）医院感染的发病机制、临床表现、诊断与鉴别诊断、治疗与预防措施。

（4）本院各科室和部门医院感染的特点、管理要点及控制措施。

（5）消毒学基本原理与消毒灭菌新进展。

（6）医院感染流行、暴发流行的预防与控制，医院感染监测方法。

（7）抗菌药物学与感染病学的相关内容，临床微生物学、分子生物学、临床疾病学、医院流行病学、统计学的相关内容。

（8）医院感染管理的科研设计与方法。

（9）参加各级卫生行政部门组织的培训班与学术活动。

5. 行政管理人员

（1）医院感染管理工作及其理论的进展，本院、本管辖领域医院感染管理的要点、相关管理知识、管理方法。

（2）医院感染管理工作主管院长、医务处（科）长、护理部主任应参加各级卫生行政部门组织的有关培训。

6. 后勤人员

（1）各部门人员应掌握的共应知识：①消毒、灭菌、隔离，消毒剂的选用，洗手知识；②医院各类物体表面的消毒和医疗废物分类、转运、储存与处理。

（2）各部门人员应分别掌握知识：①污水站人员：《医院消毒技术规范》有关医院污水处理的规定；②垃圾站工作人员：《医院消毒技术规范》有关医院医疗废物管理规定；③太平间工作人员：《医院消毒技术规范》有关太平间消毒的规定；④食堂工作人员：《食品卫生法》与《医院消毒技术规范》有关餐具和洁具的消毒、餐饮人员个人卫生习惯等有关规定；⑤洗衣房工作人员：《医院感染管理办法》《医院消毒技术规范》有关洗衣房管理与消毒的规定；⑥设备科工作人员：一次性使用无菌医疗用品的医院感染管理；⑦卫生员：消毒隔离基本知识，相关消毒药械的正确使用，清洁程序（如由洁至污，接触病人后洗手，保持工作服整洁与自身防护等）及清洁方法等。

第四节　重点部门的医院感染管理

一、门诊、急诊的医院感染管理

（1）县以上医院和床位数≥300张的其他医院急诊科（室）、儿科门诊应与普通门诊分开，自成体系，设单独出入口和隔离诊室，建立预检分诊制度，发现传染病人或疑似传染病者，应到指定隔离诊室诊治，并及时消毒。

（2）传染科门诊、肝炎、肠道门诊等应做到诊室、人员、时间、器械固定；挂号、候诊、取药、病历、采血及化验、注射等与普通门诊分开。肠道门诊必须设立专用厕所。

（3）建立健全日常清洁、消毒制度。

（4）各诊室要有流动水洗手设备，或备有手消毒设施。

（5）门诊、急诊治疗室、换药室的医院感染管理参照本章本节中第三条；观察室的医院感染管理参照本章本节中第二条病房的医院感染管理；ICU的医院感染管理参照本章本节中第五条ICU的医院感染管理；手术室的医院感染管理参照本章本节中第七条手术室的医院感染管理。

（6）急诊抢救室及平车、轮椅、诊察床等应每日定时消毒，被血液、体液污染时应及时消毒处理。

（7）急诊抢救器材应在消毒灭菌的有效期内使用，一用一消毒或灭菌。

二、病房的医院感染管理

1.普通病房的医院感染管理应达到以下要求：

（1）遵守医院感染管理的规章制度。

（2）在医院感染管理科的指导下开展预防医院感染的各项监测，按要求报告医院感染发病情况，对监测发现的各种感染因素及时采取有效控制措施。

（3）患者的安置原则应为：感染病人与非感染病人分开，同类感染病人相对集中，特殊感染病人单独安置。

（4）病室内定时通风换气，必要时进行空气消毒，地面应湿式清扫，遇污染时即刻消毒。

（5）病人衣服、床单、被套、枕套每周更换1～2次，枕芯、棉褥、床垫定期消毒，被血液、体液污染时，及时更换；禁止在病房、走廊清点更换下来的衣物。

（6）病床应湿式清扫，一床一套（巾），床头柜应一桌一抹布，用后均需消毒。病人出院、转科或死亡后，床单元必须进行终末消毒处理。

（7）弯盘、治疗碗、药杯、体温计等用后立即消毒处理。

（8）加强各类监护仪器设备、卫生材料等的清洁与消毒管理。

（9）餐具、便器应固定使用，保持清洁，定期消毒和终末消毒。

（10）对传染病患者及其用物按传染病管理的有关规定，采取相应的消毒隔离和处理措施。

（11）传染性引流液、体液等标本需消毒后排入下水道。

（12）治疗室、配餐室、病室、厕所等应分别设置专用拖布，标记明确，分开清洗，悬挂晾干，定期消毒。

（13）垃圾置塑料袋内，封闭运送。医用垃圾与生活垃圾应分开装运；感染性垃圾置黄色或有明显标识的塑料袋内，必须进行无害化处理。

2.传染病房的医院感染管理在普通的医院感染管理的基础上还应达到以下要求：

（1）应设在建筑物的一端，远离儿科、新生儿、母婴室、ICU等病房，设单独的出入口。有条件的医院设单独的传染病区，与普通病房之间设隔离区，有供传染病人活动、娱乐的场所。

（2）病房内污染区、半污染区、相对清洁区应分区明确；应设工作人员值班室、通过间（包括更衣室、浴室及厕所等卫生设施）；应设消毒室或消毒柜（箱）及消毒员浴室；各病室应有流动水洗手设施。

（3）不同传染病人应分开设置，每间病室不超过4人，床间距大于1.1m；

严重隔离病室入口应设缓冲间，室内设卫生间（含盥洗、浴、厕设施），卫生间应有单独的出入口。

（4）严格执行各病种消毒隔离制度。医务人员在诊查不同病种的病人间应严格洗手与手消毒，教育病人食品、物品不混用，不互串病房，病人用过的医疗器械、用品等均应先消毒、后清洗，然后根据要求再消毒或灭菌；病人出院后严格终末消毒。

（5）空气、物体表面及地面应常规消毒，方法见《医院消毒技术规范》。

（6）病人的排泄物、分泌物及病房污水必须经常消毒处理后方可排放；固体污染应进行无害化处理或焚烧。

（7）严格陪住探视制度。陪住者应穿隔离衣及鞋套；探视者应穿一次性鞋套及用一次性坐垫，根据病种隔离要求及有条件医院的探视者可穿隔离衣。

三、治疗室、处置室、换药室、注射室的医院感染管理

治疗室、处置室、换药室、注射室的应用感染管理达到以下要求：

（1）室内布局合理，清洁区、污染区分区明确，标志清楚。无菌物品按灭菌日期依次放入专柜，过期重新灭菌；设有流动水洗手设施。

（2）医护人员进入室内，应衣帽整洁，严格执行无菌技术操作规程。

（3）无菌物品必须一人一用一灭菌。

（4）抽出的药液、开启的静脉输入用无菌液体须注明时间，超过 2 小时后不得使用；启封抽吸的各种溶媒超过 24 小时不得使用，最好采用小包装。

（5）碘酒、酒精应密闭保存，每周更换 2 次，容器每周灭菌 2 次。常用无菌敷料应每天更换灭菌；置于无菌储槽中的灭菌物品（棉球、纱布等）一经打开，使用时间最长不得超过 24 小时，提倡使用小包装。

（6）治疗车上物品应摆放有序，上层为清洁区，下层为污染区；进入病室的治疗车、换药车应配有快速手消毒剂。

（7）各种治疗、护理及换药操作应按清洁伤口、感染伤口、隔离伤口依次

进行，特殊感染伤口如：炭疽、气性坏疽、破伤风等应就地（诊室或病室）严格隔离，处置后进行严格终末消毒，不得进入换药室；感染性敷料应放在黄色防渗漏的污物袋内，及时焚烧处理。

（8）坚持每日清洁、消毒制度，地面湿式清扫。

四、产房、母婴室、新生儿病房（室）的医院感染管理

产房、母婴室、新生儿病房（室）的医院感染管理在病房医院感染管理基础上应达到以下要求：

（1）产房周围环境必须清洁、无污染源，应与母婴室和新生儿室相邻近，相对独立，便于管理。

1）布局合理，严格划分无菌区、清洁区、污染区，区域之间标志明确，无菌区内设置正常分娩室、隔离分娩室、无菌物品存放间；清洁区内设置刷手间、待产室、隔离待产室、器械室、办公室；污染区内设置更衣室、产妇接收区、污物间、卫生间、车辆转换处。

2）墙壁、天花板、地面无裂隙，表面光滑，有良好的排水系统，便于清洗和消毒。

3）应根据标准预防的原则实施消毒隔离。现阶段对患有或疑似传染病的产妇，还应隔离待产、分娩，按隔离技术规程护理和助产，所有物品严格按照消毒灭菌要求单独处理；用后的一次性用品及胎盘必须放入黄色塑料袋内，密闭运送，无害化处理；房间应严格进行终末消毒处理。

（2）母婴室内每张产妇床位的使用面积不应少于 5.5~6.5 ㎡，每名婴儿应有一张床位，占地面积不应少于 0.5～1m^2。

1）母婴一方有感染性疾病时，患病母婴均应及时与其他正常母婴隔离。产妇在传染病急性期，应暂停哺乳。

2）产妇哺乳前应洗手、清洁乳头。哺乳用具一婴一用一消毒，隔离婴儿用具单独使用，双消毒。

3）婴儿用眼药水、扑粉、油膏、沐浴液、浴巾、治疗用品等，应一婴一用，避免交叉使用。遇有医院感染流行时，应严格执行分组护理的隔离技术。

4）患有皮肤化脓及其他传染性疾病的人员，应暂时停止与婴儿接触。

5）严格探视制度，探视者应着清洁服装，洗手后方可接触婴儿。在感染性疾病流行期间，禁止探视。

6）母婴出院后，其床单元、保温箱等，应彻底清洁、消毒。

（3）新生儿病房（室）应相对独立，布局合理，分新生儿病室、新生儿重症监护室（NICU）、隔离室、配奶室、沐浴室、治疗室等，严格管理。

1）病房（室）入口处应设置洗手设施和更衣室，工作人员入室前应严格洗手、消毒、更衣。

2）每张床占地面积不得少于 3m^2，床间距不得少于 90cm，NICU 每张床占地面积不得少于一般新生儿床位的 2 倍。

五、ICU 医院感染管理

ICU 医院感染管理在病房医院感染管理基础上应达到以下要求：

（1）布局合理，分治疗室（区）和监护区。治疗室（区）内应设流动水洗手设施，有条件的医院可配备净水工作台；监护区每床使用面积不少于 9.5 m^2。每天进行空气消毒，消毒方法见《应用消毒技术规范》。有条件的医院应配备空气净化装置。

（2）病人的安置应将感染病人与非感染病人分开，特殊感染病人单独安置。诊疗和护理活动应采取相应的隔离措施，控制交叉感染。

（3）医护人员进入 ICU 要穿专用工作服、换鞋、戴帽子、口罩、洗手，患有感染疾病者不得进入。

（4）严格执行无菌技术操作规程，认真洗手或消毒，必要时戴手套。

（5）加强对病人各种留置管路的观察、局部护理与消毒，加强细菌耐药性的监测。

（7）加强对各种监护仪器设备、卫生材料及病人用物的消毒与管理。

（8）严格探视制度，限制探视人数；探视者应更衣、换鞋、戴帽子、口罩，与病人接触前要洗手。

（9）对特殊感染或高度耐药菌感染的病人，严格消毒隔离措施。

六、血液净化室的医院感染管理

血液净化室在病房医院感染管理基础上应达到以下要求：

（1）设置在清洁、安静的区域。

（2）布局合理，设普通病人血液净化间（区）、隔离病人血液净化间（区）。治疗室、水处理室、储存室、办公室、更衣室、待诊室等分开设置。

（3）管理要求：

1）建立健全消毒隔离制度。对血液透析机定期消毒，严格监测；透析器、管路应一次性使用。

2）工作人员定期体检，操作时必须注意消毒隔离，加强个人防护，必要时注射乙肝疫苗。

3）进入血液净化室应更衣、换鞋、戴帽子、口罩，严格洗手。

4）血液净化前应对病人常规进行肝功能、肝炎病原学等化验检查。

5）传染病患者血液净化在隔离净化间内进行，固定床位，专机透析，采取相应的隔离、消毒措施。急诊病人应专机透析。

6）加强透析液制备输入过程的质量监测。

7）对透析中出现发热反应的病人，及时进行血培养，查找感染源，采取控制措施。

七、手术室的医院感染管理

手术室的医院感染管理应达到以下要求：

（1）合理，符合功能流程和洁污分开的要求：分污染区、清洁区、无菌区、区域间标志明确。

（2）天花板、墙壁、地面无裂隙，表面光滑，有良好的排水系统，便于清洗和消毒。

（3）手术室内应设无菌手术间、一般手术间、隔离手术间；隔离手术间应靠近手术室入口处。每一手术间限置一张手术台。

（4）手术器具及物品必须一用一灭菌，能压力蒸汽灭菌的应避免使用化学灭菌剂浸泡灭菌。备用刀片、剪刀等器具可采用小包装压力蒸汽灭菌。

（5）手术用器具、物品的清洁和消毒灭菌要求见第六节消毒灭菌与隔离，手术内设消毒供应间的管理见本章第八条消毒供应室的医院感染管理，加权像的灭菌质量的监测。

（6）麻醉用器具应定期清洁、消毒，接触病人的用品应一用一消毒；严格遵守一次性医疗用品的管理规定。

（7）洗手刷应一用一灭菌。

（8）医务人员必须严格遵守消毒灭菌制度和无菌技术操作规程。

（9）严格执行卫生、消毒制度，必须湿式清洁，每周固定卫生日。

（10）严格限制手术室内人员数量。

（11）隔离病人手术通知单上应注明感染情况，严格隔离管理。术后器械及物品双消毒，标本隔离要求处理，手术间严格终末消毒。

（12）接送病人的平车定期消毒，车轮应每次清洁，车上物品保持清洁。接送隔离病人的平车应专车专用，用后严格消毒。

（13）手术废弃物品须置黄色或有明显标识的塑料袋内，封闭运送，无害化处理。

八、消毒供应室的医院感染管理

消毒供应室的医院感染管理应达到以下要求：

（1）执行卫生部（88）卫医字第6号《医院消毒供应室验收标准》。

（2）周围环境无污染源。

（3）内部布局合理，分污染区、清洁区、无菌区，三区划分清楚，区域间应有实际屏障；路线及人流、物流由污到洁，强制通过，不得逆行。天花板、墙壁、地面等应光滑、耐清洗，避免异物脱落。

（4）有物品回收、消毒、洗涤、敷料制作、组装、灭菌、存储、发送全过程所需要的设备和条件。

（5）压力蒸汽灭菌操作程序按《医院消毒技术规范》要求执行，灭菌效果的监测要求（见本章第三节）。灭菌合格物品应有明显的灭菌标志和日期，专室专柜存放，在有效期内使用。下收下送车辆，洁污分开，每日清洗消毒，分区存放。

（6）一次性使用无菌医疗用品，拆除外包装后，方可移入无菌物品存放间，其使用和管理见消毒器械的管理。

（7）有明确的质量管理和监测措施：对购进的原材料、消毒洗涤剂、试剂、设备、一次性使用无菌医疗用品等进行质量监督，杜绝不合格产品进入消毒供应室。

（8）对消毒剂的浓度、用水和精洗用水的质量进行监测；对自身工作环境的洁净程度和初洗、精洗、组装、灭菌等环节的工作质量有监控措施；对灭菌后成品的包装、外观及内在的质量有检测措施。

九、口腔科的医院感染管理

口腔科的医院感染管理应达到以下要求：

（1）设器械清洗室和消毒室。

（2）保持病室内清洁，每天操作结束后应进行终末消毒处理

（3）每位病人操作前后必须洗手；操作时必须戴口罩、帽子，必要时佩戴防护镜。

（4）器械消毒灭菌应按照“去污染—清洗—消毒灭菌”的程序进行。

（5）凡接触病人伤口和血液的器械（如手机、车针、扩大针、拔牙钳、梃

子、凿子、手术刀、牙周刮治器、洁牙器、敷料等）每人用后均应灭菌；常用口腔科检测器、充填器、托盘等每人用后均应消毒。

（6）器械尽量采用物理灭菌，有条件的医院可配备快速压力蒸汽灭菌器；如使用化学灭菌剂，每日必须进行有效浓度的测定。

（7）麻药应注明启用日期与时间，启封后使用时间不得超过 24 小时，现用现抽，尽量使用小包装。

（8）修复技工室的印模、蜡块、石膏模型及各种修复体应使用中效以上消毒方法进行消毒。

（9）X 线照相室应严格控制拍片中的交叉感染。

（10）用后的敷料等医用垃圾的处理见《医疗废物管理条例》。

十、输血科（血库）的医院感染管理

输血科（库）的医院感染管理应达到以下要求：

（1）布局合理，应有清洁区、半清洁区和污染区。血液储存、发放处、成分室、采血室和输血治疗室设在清洁区，血液检验和处置室设在污染区，办公区设在半清洁区。

（2）管理要求：

1)进入输血科的血液及试剂必须有国家卫生行政部门和国家药品监督管理部门颁发的许可证。

2）必须严格按卫生部颁布的《医疗机构临床用血管理办法（试行）》和《临床输血技术规范》规定的程序进行管理和操作。

3）各区洁净度的要求：采集患者自体血、储存、发放血液应分室在Ⅱ类环境中进行，血浆置换术应在Ⅱ类环境中进行，并配备有相应的隔离设施。

4）保持环境清洁，每日抢救桌面、地面，被血液污染的台面应用高效消毒剂处理。

5）储血冰箱应专用于储存血液及血液成分，定期清洁和消毒，防止污染。

每月对冰箱的内壁进行生物学监测，不得检出致病性微生物和霉菌。

6）感染病人自体采集的血液应隔离储存，并设明显标志。

7）工作人员上岗前应注射乙肝疫苗，定期检查乙型肝炎病毒抗体水平。接触血液必须戴手套，脱手套后洗手。一旦发生体表污染或锐器刺伤后，应及时处理。

8）废弃的一次性使用医疗用品、废血和血液污染物必须分类收集，并进行无害化处理。

十一、导管室的医院感染管理

导管室（含介入治疗）的医院感染管理在手术室医院感染管理的基础上应达到以下要求：

（1）　一次性使用无菌医疗用品的管理按照相应要求。根据《医疗器械监督管理条例》第二十七条的规定，一次性使用导管不得重复使用。

（2）国家药品监督管理部门审批的产品，其说明书未界定一次性使用的导管，应按去污染、清洗、灭菌的程序进行处理。

1）导管应编号、记录使用情况。

2）各类导管经高效消毒剂消毒后用高压水枪冲洗。

3）检查导管的长度，表面是否光滑、打折，用放大镜检查有无裂痕，管腔有无阻塞。

4）用含酶清洗液浸泡、清洗，蒸馏水高压冲洗，高压气枪干燥。

5）用密封袋密封，环氧乙烷灭菌，检测合格，注明灭菌日期及失效期。

6）电极导管要检查测试导电性，并记录结果。

7）传染病人用过的导管不得重复使用。

十二、检验科及实验室的医院感染管理

检验科的医院感染管理应达到以下要求：

（1）工作人员须穿工作服，戴工作帽，必要时穿隔离衣、胶鞋，戴口罩、手套。

（2）使用合格的一次性检验用品，用后进行无害化处理。

（3）严格执行无菌技术操作规程，静脉采血必须一人一针一管一巾一带；微量采血应做到一人一针一管一片；对每位病人操作前洗手或手消毒。

（4）无菌物品如棉签、棉球、纱布等及其容器应在有效期内使用，开启后使用时间不得超过 24 小时。使用后的废弃物品，应及时进行无害化处理，不得随意丢弃。

（5）各种器具应及时消毒、清洗；各种废弃标本应分类处理（焚烧、入污水池、消毒或灭菌）。

（6）报告单应消毒后发放。

（7）检验人员结束操作后应及时洗手，毛巾专用，每天消毒。

（8）保持室内清洁卫生。每天对空气、各种物体表面及地面进行常规消毒。在进行各种检验时，应避免污染；在进行特殊传染病检验后，应及时进行消毒，遇有场地、工作服或体表污染时，应立即处理，防止扩散，并视污染情况向上级报告。

（9）菌种、毒种按《传染病防治法》进行管理。

（10）实验动物应严格管理，防止逃逸或造成人与实验动物的交叉感染；实验后的动物必须焚化或进行无害化处理。

十三、营养室的医院感染管理

营养室的医院感染管理应达到以下要求：

（1） 布局合理，设专用交通通道和出入口，并设有消毒、更衣、盥洗、通风、冷藏、防腐、防尘、防蝇、防鼠、洗涤、污水排放和废弃物存放等设施。操作间、厨房进入口、厕所等处应设洗手装置。

（2）营养厨房配置，卫生及管理要求，食品与食具的卫生要求，对工作人员的要求，参照《中华人民共和国食品卫生法》。

十四、洗衣房的医院感染管理

洗衣房的医院感染管理应达到以下要求：

（1）布局合理，洁污分开，通风良好；分为洗涤区，熨烫、折叠区，清洁衣物存放区。物流由污到洁，顺行通过，不得逆流。

（2）指定地点收集污物，避免在病房清点，专车、专线运输。运送车辆洁污分开，每日清洗消毒。

（3）认真执行衣物清洗的规章制度，分类清洗。被血液体液污染的衣物应单独消毒、清洗。消毒采用含氯消毒剂，消毒时间不少于30分钟；消毒一般物品有效氯含量250mg/L，消毒污染物品有效氯含量≥500mg/L，煮沸消毒为20～30分钟。洗涤剂的洗涤时间为1小时。传染病污染的衣物，封闭运输，先消毒后清洗。

（4）清洁被服专区存放。

（5）工作环境保持卫生，每日清洁消毒，每周大扫除。

（6）工作人员做好个人防护，每日洗澡更衣，接触污物后洗手。

十五、医院污物的管理

医院污物的管理应达到以下要求：

（1）废弃物分类收集处理，感染性废弃物置黄色塑料袋内密闭运送、无害化处理 。

（2）锐器（针头、穿刺针等）用后应放入防渗漏、耐刺的专用容器内，无害化处理。

（3）医院应根据当地环保部门的规定设置焚烧炉、废气排放符合国家环境保护部门颁布的标准。

（4）有条件的地区可由卫生行政部门及环保部门建立医疗废物处理中心，对医院污物进行集中处理。

（5）应用污水排放执行国家《污水排放标准》。

表 4-1　医疗废物分类目录

类别	特 征	常见组分或者废物名称
感染性废弃物	携带病原微生物具有引发感染性疾病传播危险的医疗废物	1. 被病人血液、体液、排泄物污染的物品，包括：①棉球、棉签、引流棉条、纱布及其他各种敷料；②一次性使用卫生用品、一次性使用医疗用品及一次性医疗器械；③废弃的被服；④其他被病人血液、体液、排泄物污染的物品
		2. 医疗机构收治的隔离传染病病人或者疑似传染病病人产生的生活垃圾
		3. 病原体的培养基、标本和菌种、毒种保存液
		4. 各种废弃的医学标本
		5. 废弃的血液、血清
		6. 使用后一次性使用医疗用品及一次性医疗器械视为感染性废物
病理性废弃物	诊疗过程中产生的人体废弃物和医学实验动物尸体等	1. 手术及其他诊疗过程中产生的废弃的人体组织、器官等
		2. 医学实验动物的组织、尸体
		3. 病理切片后废弃的人体组织、病理蜡块等
损伤性废物	能够刺伤或者割伤人体的废弃的医用锐器	1. 医用针头、缝合针
		2. 各类医用锐器，包括：解剖刀、手术刀、备皮刀、手术锯等
		3. 载玻片、玻璃试管、玻璃安瓿等
药	过期、淘汰、	1. 废弃的一般性药品，如：抗生素、非处方类药品等

物性废弃物	变质或者被污染的废弃的药品	2. 废弃的细胞毒性药物和遗传毒性药物，包括①致癌性药物，如硫唑嘌呤、苯丁酸氮芥、萘氮芥、环孢霉素、环磷酰胺、美法仑、司莫司汀、阿替洛尔、硫替派等；②可疑致癌性药物，如：顺铂、丝裂霉素、阿霉素、苯巴比妥等；③免疫抑制剂
		3. 废弃的疫苗、血液制品等
化学性废弃物	具有毒性、腐蚀性、易燃易爆性的废弃的化学物品	1. 医学影像室、实验室废弃的化学试剂
		2. 废弃的过氧乙酸、戊二醛等化学消毒剂
		3. 废弃的汞血压计、汞温度计

说明：一次性使用卫生用品是指使用一次后即丢弃的，与人体直接或者间接接触的，并为达到人体生理卫生或者卫生保健目的而使用的各种日常生活用品。一次性使用医疗用品是指临床用于病人检查、诊断、治疗、护理的指套、手套、吸痰管、阴道窥镜、肛镜、印模托盘、治疗巾、皮肤清洁巾、擦手巾、压舌板、臀垫等接触完整黏膜、皮肤的各类一次性使用医疗、护理用品。一次性医疗器械指《医疗器械管理条例》及相关配套文件所规定的用于人体的一次性仪器、设备、器具、材料等物品。

医疗卫生机构废弃的麻疹、精神、放射性、毒性等药物及其相关的废物的管理，依照有关法律、行政法规和国家有关规定、标准执行。

第五章 医院消毒灭菌管理

医院的消毒灭菌是预防和控制医院感染，保证医疗质量和医疗安全的重要措施之一。各级医院应严格按照相关法律法规如《中华人民共和国传染病防治法》《消毒管理办法》《消毒技术规范》《疫源地消毒总则》《医院感染管理办法》等要求，规范医院的消毒灭菌管理。

第一节 医疗器械消毒灭菌与管理

医疗器械正确地清洗、消毒和灭菌是保证医疗安全的重要步骤。医院应当按照《消毒管理方法》，严格执行医疗器械、器具的消毒工作技术规范，并达到以下要求：进入人体无菌组织、器官的医疗器械、器具和物品必须达到灭菌水平；接触皮肤、黏膜的医疗器械、器具和物品必须达到消毒水平；各种用于注射、穿刺、采血等有创操作的医疗器具必须一用一灭菌。

一、常规医疗器械的消毒灭菌方法

随着医院消毒学的发展，医院消毒的理念在不断发生着变化，医疗器械的清洗消毒灭菌程序也在发生变化。一般病人污染后的医疗器械的洗消程序是先清洗、再消毒或灭菌。被甲类传染病朊毒体、气性坏疽及突发原因不明的传染病病原体污染的医疗器械、器具与物品应：先消毒，后清洗，再消毒或灭菌。

（一）器械清洗

去污和清洗是医疗器械再处理过程的必要环节，器械去污和清洗彻底与否，直接关系到消毒和灭菌过程的成功与否，是防止医院感染的重要措施之一。

1. 清洗的概念　清洗是用物理或化学方法使无生命物体上污染的有害微生物达到安全水平，以便安全操作。

2. 生物膜的概念　是一种不可逆的黏附于非生物或生物表面的微生物菌

落，包裹于细胞外的多聚物基质中（主要是多聚糖）。一旦生物膜形成，就会阻止消毒剂、灭菌剂、抗菌剂接触微生物细胞，造成消毒灭菌失败。

3. 有效的清洗方法

（1）清洗前对污染器械的评估：

1）污染器械的复杂性。是否带管腔、关节，表面光洁度等。复杂物品必须拆下手工清洗。

2）污染微生物的数量和类型。

3）器械上残留有机物的数量和状况，如污染物是否已干。

4）去污的方法。根据污染物的种类正确选择去污方法。

5）污物的干燥程度。已干燥污物清洗非常困难。

（2）污染器械清洗过程：

1）器械分类。器械用完后即进行分类，尤其应将锐利器械放在专门的耐刺容器内以免刺伤工作人员。操作人员分类时不能徒手操作，必须戴厚的手套等防护用品，防止职业性血源感染；

2）清洗的原则。

①尽快清洗，防止污物（尤其是血等有机物）变湿；如不能及时清洗，最好浸于清洁水中，阻止污物变干；水温需<60℃，水温过高会使蛋白质凝固，使之很难去除。

②不管手工清洗还是机器清洗，应先用冷水漂洗以去除粗的碎片。

③对于自来水很难完全去除有机污物，对于有机污物污染的物品（血液、组织液、分泌物或排泄物），冷水漂洗后用含酶洗涤剂分解和去除有机污物。

④选择一个与器械匹配且适合污染物种类的酶清洁剂，清洗剂 pH<7，呈酸性，最适合无机物的去除如尿垢或硬水垢；pH>7，最适合有机污物如血、脂肪、大便等；对于精细的不锈钢外科器械一般建议用弱碱性的清洗剂，pH 值在 7～10 范围内。

⑤酶清洗剂应为低泡，以利于漂洗干净，无残留。手_丁清洗的酶清洁剂应能看清溶液中的物品；而机器清洗必须选择低泡酶，避免堵塞排水管道和耐受一定水温。注意残留的清洗剂会导致生锈和影响一些化学消毒剂的作用。

⑥机器清洗不能代替手工清洗，复杂的器械能拆开的部件必须拆开仔细地刷洗。

⑦对于管道、缝隙、粗糙的表面、关节等处应选择不同类型和大小的刷子仔细地刷洗。

4. 干燥　清洗后的医疗器械要快速干燥，因为潮湿的状态在室温下时间长容易使细菌生长繁殖，即使灭菌处理也会残留热源物质。

5. 常用灭菌方法

（1）热力灭菌方法：

1）压力蒸汽灭菌：用于耐高温、耐高湿的医疗器械和物品的灭菌。不能用于凡士林等油类和粉剂的灭菌。

2）干热灭菌：用于高温下不损坏、不变质、不蒸发物品的灭菌；用于不耐湿热的器械的灭菌；用于蒸汽或气体不能穿透物品的灭菌，如玻璃、油脂、粉剂和金属等制品的消毒灭菌。

（2）低温灭菌方法：

1）环氧乙烷灭菌法：环氧乙烷不损害灭菌的物品且穿透力很强，故多数不宜用一般方法灭菌的物品均可用环氧乙烷消毒和灭菌。环氧乙烷是目前最主要的低温灭菌方法之一。

2）低温蒸汽甲醛气体消毒：可用于对湿、热敏感，易腐蚀的医疗用品的灭菌。

3）戊二醛浸泡法：对于不怕湿但畏热的器材可以用2%戊二醛浸泡10h灭菌。

4）低温等离子体灭菌方法：低温低湿，灭菌时间短，仅需55～75min，操作使用方便、效果可靠、不留残毒，不污染环境。对器材损伤小，适用于不耐热器材的灭菌。

二、其他物品的消毒灭菌方法

（一）应急性器械的消毒灭菌

1. 压力蒸汽灭菌 可选用快速压力蒸汽灭菌器。

2. 微波灭菌法 微波的作用温度在100~C以内，适用于不耐高温的器材。将急需的器械按要求包装，照射5rain即可取出使用。

（二）凡士林油纱布、纱条，油剂、粉剂的灭菌

蒸汽不易穿透，适宜干热灭菌。油剂、粉剂的厚度不超过0.635cm，凡士林纱布、纱条厚度不超过1.3cm，置干热灭菌器内，温度160℃，2h。

（三）污染的医疗文件和书籍的消毒

纸制品的灭菌方法首选环氧乙烷，其次还可以选择微波灭菌法和紫外线消毒法。

（四）特殊感染病人污染器械的灭菌

1. 分枝杆菌、经血传播病原体污染器具的消毒灭菌方法 如遇分枝杆菌、炭疽菌、气性坏疽杆菌、肝炎病毒、人类免疫缺陷病毒等感染的病人污染的器具应先采用含有效氯或有效溴1000～2000mg／L消毒剂浸泡30～45min，清水冲净，擦拭；耐高温的管道与引流瓶、开口器、舌钳、压舌板等可采用压力蒸汽灭菌，不耐高温的部分可在清洁后再次在含有效氯或有效溴1000～2000mg/L消毒剂内浸泡30～60min，清水冲净，晾干，清洁干燥封闭保存备用。有条件的医院可直接放置在洗净灭菌装置内洗净灭菌自动完成，可有效减少环境污染及保护医务人员。

2. 朊毒污染物的处理 朊毒类感染因子对理化消毒及灭菌因子的抵抗力很强，消毒及灭菌处理困难。对该病患者或疑似患者污染的手术器械、物品及分泌物、排泄物等可参照朊毒灭菌法进行处理。

三、特殊器械的消毒与灭菌

（一）透析器材的消毒及处理

1. 透析机的消毒　透析机每透析一人次均需根据不同的型号和要求选择不同的消毒和清洗方法，对使用碳酸透析者，应每天用25%枸橼酸清洗，主机内部管道应定时清洗去污。

（1）化学消毒：因含氯消毒液对透析机有腐蚀作用，如用5%次氯酸钠或其他含氯消毒液消毒，应在病人透析前吸取消毒液，保留30min。如用0.2%过氧乙酸消毒液消毒，应在病人透析后吸取消毒液，保留至病人透析前。用前用透析水充分冲洗。

（2）热消毒：利用机内加热器将水温提高85℃～97℃，保持循环20～30min。

2. 透析液的分布系统至少每周消毒1次，为确保分布系统与消毒液充分灌注，所有管道分布系统应在同一水平位置，且不含粗糙接头、管道无盲端、不使用的分支和水龙头。

3. 使用一次性的透析器、管路及穿刺针，用后按医疗废物处理。凡一次性使用的透析器不得重复使用。可重复使用的透析器必须严格按卫生部颁布的《血液透析器复用操作规范》进行处理。

（二）麻醉和呼吸装置的消毒

耐高温的管道与引流瓶可采用压力蒸汽灭菌，不耐高温的部分可清洁后在含有效氯或有效溴1000～2000mg／L消毒液内浸泡30min，清水冲洗干净、晾干，清洁干燥封闭保存备用。有条件的医院可采用洗净消毒装置进行清洗，80℃～93℃消毒、烘干自动完成清洁干燥封闭保存。

对同一个病人使用的呼吸机，其呼吸回路管道，包括接管、呼气活瓣以及湿化器，目前主张更换时间不要过于频繁即短于48h的间隔，除非有肉眼可见的分泌物，不同病人之间使用时，则要经过高水平消毒。

（三）湿化瓶的消毒

1.湿化瓶要定期更换，一般每 24 小时更换一次。

2.清洗干净的湿化瓶，浸泡在含有效氯或有效溴 500mg / L 消毒剂内浸泡 30min，清水冲洗干净、晾干，清洁干燥封闭保存备用。

第二节 医院环境清洁与消毒管理

在医院这个特殊环境中，病原体繁多，来源广泛，细菌毒力强，医院环境表面常常被微生物所污染，这些微生物包括条件致病菌和致病菌，它们易在潮湿的环境中生长繁殖成为医院感染重要的传染源，通过污染空气、物体表面、医务人员手等传播途径，引起医院感染。因此加强医院环境清洁消毒工作，是控制医院感染的重要措施。

医院室内空气和物体表面的消毒就是通过采取各种措施将污染的微生物限制在一定的范围内，以控制和防止医院感染的发生。

医院环境类别与洁净度根据卫生部《医院消毒卫生标准》要求分为四类。

I 类环境：包括层流洁净手术室和层流洁净病房，这类环境要求空气中的细菌总数≤10cfu / m^3，物体表面细菌总数≤5cfu / cm^3；

II 类环境：包括普通手术室、产房、婴儿室、早产儿室、普通保护性隔离室、供应室无菌区、烧伤病房、重症监护病房，这类环境要求空气中的细菌总数≤200cfu / m^2，物体表面细菌总数≤5cfu / cm^2；

III类环境：包括儿科病房、妇产科检查室、注射室、换药室、治疗室、供应室清洁区、急诊室、化验室、各类普通病室和房间，这类环境要求空气中的细菌总数≤500cfu / m^2，物体表面细菌总数≤10cfu / cm^2；

IV类环境：包括传染病科及病房，这类环境要求物体表面细菌总数≤15cfu / cm2。

一、室内空气清洁与消毒

空气是人类保持正常生命活动的物质条件，空气也是许多疾病的传播媒介，空气中微生物污染程度与医院感染有直接关系，尤其对抵抗力低下的易感人群危害更大。因此，保持高质量的空气环境不仅与人类健康有着密切的关系，也是医院感染控制所必需的。

在正常情况下，室外大气中的微生物数量要比室内少，且大多为非致病菌。所以，我们进行空气消毒的重点是在室内。

（一）空气中微生物的污染来源

空气中没有固定的微生物群，在医院空气环境中，微生物尤其是病原微生物，污染来源主要是人和物体的表面。人体皮肤上脱下的皮屑常带有葡萄球菌等，人的汗、唾液以及呼吸道排出物等都是不可忽视的污染源，在活动状态下更会增加微生物的排出。此外，病房内干式清扫和铺床以及处理各种污染物都会散发出大量微生物到空气中，导致室内空气污染。

（二）空气消毒方法

1. I 类环境的空气消毒　只能采用层流通风，才能使空气中的微生物减到此标准以下。

（1）空气净化技术：空气洁净是空气除菌方法之一，与空气消毒不同之处在于不仅要除去空气中致病微生物，还要除去空气中其他各种颗粒。

室内空气净化的方法就是向室内连续不断地送入经过高性能过滤器的洁净空气，以稀释室内的污染物质，使室内维持一定的洁净水平。根据室内气流流型可分为层流型和乱流型两种净化方式，在医院中使用较多的为层流型（垂直层流和水平层流），其特点为洁净空气流出时能形成流线平行的气流，使室内产生的尘粒和微生物立即被排出房间，尤其是垂直层流由于其换气次数多，故净化水平高。

为达到有效的净化效果，空气净化还要综合建筑布局、人流和物流流程的合理设置及进入房间的人和物品的消毒等综合措施的落实。

（2）净化设备的应用：根据采用的不同净化设施和换气次数，可建立不同洁净等级的洁净手术室和洁净病房，以适合特别严格的手术和一般手术以及不同病人的治疗需要。

1）洁净度 100 级：大于等于 0.5μm 的尘粒数大于 350 粒／m^3（0.35 粒／L）到小于等于 3500 粒／m^3(3.5 粒／L)；大于等于 5μm 的尘粒数为 0。

2）洁净度 1000 级：大于等于 0.5μm 的尘粒数大于 3500 粒／m^3（3.5 粒/L）到小于等于 35000 粒／m^3(35 粒／L)；大于等于 5μm 的尘粒数小于等于 300 粒／m^3(0.3 粒／L)；

3）洁净度 10 000 级：大于等于 0.5μm 的尘粒数大于 350 00 粒／m^3（35 粒／L）到小于等于 350 000 粒 m^3(350 粒 L)；大于等于 5μm 的尘粒数大于 300 粒／m^3（0.3 粒／L）到小于等于 3000 粒／m^3(3 粒／L)；

4）洁净度 100 000 级：大于等于 0.5μm 的尘粒数大于 350 000 粒／m3（350 粒/L）到小于等于 3 500 000 粒／m^3(3500 粒／L)；大于等于 5μm 的尘粒数大于 3000 粒／m^3（3 粒/L）到小于等于 30 000 粒／m^3(30 粒／L)；

5）洁净度 300 000 级：大于等于 0.5μm 的尘粒数大于 3 500 000 粒／m^3（3500 粒／L）到小于等于 10 500 000 粒／m^3(10 500 粒 L)；大于等于 5μm 的尘粒数大于 30 000 粒／m^3（30 粒/L）到小于等于 90 000 粒／m^3(90 粒／L)。

2. Ⅱ类环境的空气消毒可选用下述方法。

（1）循环风紫外线空气消毒器：这种消毒器由高强度紫外线灯和过滤系统组成，可以有效地过滤除去空气尘埃，并可将进入消毒器空气中的微生物杀死。按产品说明书安装消毒器，开机器 30min 后即可达到消毒要求，以后每过 15min 开机一次，消毒 15min，一直反复开机、关机循环至预定时间。本机采用低臭氧紫外线灯制备，消毒环境中臭氧浓度低于 0.2mg／m^3，对人安全，故可在有人的房间内进行消毒。

（2）静电吸附式空气消毒器：这类消毒器采用静电吸附原理，加以过滤系统，不仅可过滤和吸附空气中带菌的尘埃，也可吸附微生物。在一个20～30m^2的房间内，使用一台大型静电式空气消毒器，消毒30min后，可达到国家卫生标准。可用于有人在房间内空气的消毒。

（3）注意事项：

1）所用消毒器的循环风量（m^3/h）必须是房间体积的8倍以上。

2）有些小型的上述消毒器，经试验证明不能达到上述消毒效果，则不宜用于Ⅱ类环境空气消毒。用户可查验其检测报告和经卫生行政部门发证时批准的使用说明书。

3）Ⅱ类环境均为有人房间，必须采取对人无毒无害，且可连续消毒的方法。

3.Ⅲ类环境的空气消毒方法此类环境空气消毒除采用Ⅱ类环境空气消毒方法外，还可采用以下方法。

（I）臭氧消毒：市售的管式、板式和沿面放电式臭氧发生器均可选用。要求达到臭氧浓度1>20mg/m^3，在相对湿度≥70%条件下，消毒时间～30min。消毒时人必须离开房间.消毒后待房间内闻不到臭氧气味时才可进入（大约在关机后30min左右）。

（2）紫外线消毒：可选用产生较高浓度臭氧的紫外线灯，以利用紫外线和臭氧的协同作用。一般按每立方米空间装紫外线灯功率≥1.5W，计算出安装灯管数量。考虑到紫外线兼有表面消毒和空气消毒的双重作用，可安装在桌面上方1m处。不考虑表面消毒的房间，可吸顶安装。也可采用活动式紫外线灯照射。上述各种方式使用的紫外线灯，普通30W灯管在1m处强度>70μW/cm^3，高强度灯>170μW/cm^3，照射时间一般均应>30min。使用紫外线灯直接照射消毒，人不得在室内。

（3）熏蒸或喷雾消毒：

1）过氧乙酸：将过氧乙酸稀释成0.5%～1.0%水溶液，加热蒸发，在60%～80%相对湿度，室温下，过氧乙酸用量按1g/m^3计算，熏蒸时间2h。

2）过氧化氢复方空气消毒剂：以过氧化氢为主要成分，配以增效剂和稳定剂等，一般用量按过氧化氢 50mg／m^3 计算，采用喷雾法，在相对湿度 60％～80％，室温下作用 30min。

3）季铵盐类消毒液：采用双链和单链季铵盐，配以增效剂和稳定剂制成的空气消毒剂。每 1m^3 喷 1.2ml（折合药物浓度 10mg／m^3 左右），作用 30min。

4）注意事项：

①所有消毒剂必须有卫生许可批件且在有效期内；

②消毒时室内不可有人；

③甲醛因有致癌作用不宜用于空气消毒。

4. Ⅳ类环境的空气消毒：可选用Ⅱ、Ⅲ类空气消毒的方法进行。

二、室内物体表面的清洁与消毒

医院物体表面包括地面、墙面、门窗、桌椅、床具、洁具以及仪器表面等，由于这些部位经常受到病原菌的污染，加上人员流动频繁，因此，医院环境中各种物品作为中间媒介在医院感染中占有重要地位，应及时地做好清洁消毒。

（一）污染来源

医院环境中物体表面的污染物来源较多，主要来自病人的污染，如排泄物、呕吐物、分泌物、血液以及皮屑、毛发等的直接污染，此外，医疗诊断操作中也可散发大量微生物，病房内抹布、拖把的反复使用不作更换造成污染扩散则是又一污染原因。

（二）消毒方法

医院内物体表面的消毒可根据其不同情况分类进行，对一些危险性较低的物品即不与病人直接接触的物品可采用清洁的方法，而对与人直接或间接接触的物品则必须进行消毒处理。

1. Ⅰ、Ⅱ类环境的物体表面的消毒

（1）地面消毒：医院地面经常受到病人排泄物、呕吐物、分泌物的污染，由于人员的流动量大，如果不能及时消除地面污染，极易造成病原菌的扩散。

1）当地面无明显污染情况下，通常采用湿拭清扫，用清水或清洁剂拖地每日1～2次，清除地面的污秽和部分病原微生物。

2）当地面受到病原菌污染时，通常采用含有效溴250～500mg／L消毒剂消毒，作用30min.致病性芽孢菌污染用含有效溴1000～2000mg／L作用30min或用有效氯或有效溴500mg／L的消毒液拖地或喷洒地面。

3）对结核病人污染的表面，可用0.2%过氧乙酸或含有效氯或有效溴1000～2000mg／L消毒剂擦洗。对烈性传染病病原体污染的表面，如霍乱、炭疽等可用含有效溴或有效氯1000～2000mg／L消毒剂作用30min消毒。

（2）墙面消毒：医院墙面在一般情况下污染情况轻于地面，通常不需要进行常规消毒。

当受到病原菌污染时，可采用化学消毒剂喷雾或擦洗处理，墙面消毒一般为2～2.5m高即可。

对细菌繁殖体、肝炎病毒、芽孢污染者，分别用含有效氯或有效溴250～500mg／L、2000mg／L与2000～3000mg／L的消毒剂溶液喷雾和擦洗处理，有较好的杀灭效果。喷雾量根据墙面结构不同，以湿润不向下流水为度，一般50～200ml／m^2。

（3）病房各类用品表面的消毒：病房内用品有桌子、凳子、床头柜等。一般情况下室内用品表面只进行日常的清洁卫生工作，用清洁的湿抹布或季铵盐类消毒液，每日2次擦拭各种用品的表面，可去除大部分微生物。当室内各种用品的表面受到病原菌的污染时必须采取以下消毒处理。

1)用含有效溴100～200mg／L二溴海因或含有效氯250～500mg／L的消毒剂溶液、含有效碘250～500mg／L的碘液，擦拭或喷洒室内各种物品表面。

2）紫外线灯照射：悬吊式或移动式紫外线灯消毒时，离污染表面不宜超过1 m，消毒有效区为灯管周围1.5～2m。高强度、低臭氧紫外线杀菌灯，照射30～

60s，对物体表面消毒效果可靠。

（4）其他表面的消毒：包括病历夹、门把手、水龙头、门窗、洗手池、卫生间、便池等物体表面，这些地方容易受到污染。通常情况下，每天用洁净水擦抹刷洗处理，保持清洁；当受到病原微生物污染时参照地面消毒和病房各类用品表面的消毒方法进行。

（5）床单的消毒：床单包括病床、床垫、枕芯、毛毯、棉被、床单等，可采用床单臭氧消毒器进行消毒（按说明书操作）。

2. Ⅲ类环境物体表面的消毒方法除同Ⅰ、Ⅱ类环境物体表面的消毒方法外，还可用以下方法。

（1）喷洒或擦洗：配制 1000mg / L 氯己定溶液，对各种污染的表面进行喷洒或擦洗。

（2）各种物表及台面消毒：治疗室、注射室、换药室、化验室的各种物表及台面等每日用含有效氯或有效溴 300～500mg/L 消毒剂擦拭，湿拖把拖地。

3. Ⅳ类环境物体表面的消毒方法同Ⅲ类环境物体表面的消毒。

三、医院疫源地消毒

医院疫源地是指医院内存在着或者曾经存在着感染性疾病传染源的场所，对此场所进行的消毒即为疫源地消毒。其目的是杀灭传染源排出的病原体，达到阻断感染途径，使感染和传染不再发生或蔓延，如各种传染病，严重的耐药菌株等。

（一）消毒处理的原则

1. 尽快彻底消除感染源，防止感染扩散一般应在 6h 内进行。

2. 认清传播途径，明确处理对象有针对性地进行彻底消毒处理。

3. 消毒方法可靠性原则　消毒处理疫源地所选用的方法应把效果放在第一位，选择方法要升高一个档次，确保效果的可靠性。

4. 自我防护原则执行消毒隔离人员首先要懂得消毒处理对象，了解其传播途径在进入和退出疫源地时采取自我防护措施。

（二）消毒方法

1.随时消毒　随时消毒是指在医院存在的疫源地内有传染源存在时进行的消毒。目的是及时杀灭或清除病人随时排出的病原体。随时消毒是控制疫源地扩散的重要措施。随时消毒主要包括六方面：①分泌物、排泄物；②消化道传播疾病生活用具；③换洗的衣服、卧具；④病房环境空气；⑤接触过的器材；⑥医护人员诊疗操作中手的消毒。

2.终末消毒　终末消毒是指传染源离开疫源地后所进行的彻底消毒。在医院内主要是指感染症病人出院、转院或死亡后，对其住过的病房及污染的各种物品进行消毒。终末消毒原则：①终末消毒要在病人撤离后立即进行；②所有污染物品必须先消毒后方可移除疫点；③执行消毒的人员必须了解消毒对象情况，在有关人员指导下进行，做好自身防护；④消毒人员在进行消毒前应做好充分准备，如消毒剂、使用工具、防护设备等；⑤有序地进行，空气表面联合气溶胶喷雾消毒按由内向外、自上而下进行；表面擦拭消毒由左向右、自上而下进行；物品分类分别进行处理。

3.各消毒对象处理方法与原则

（1）必须选择中高效消毒方法：所有物品消毒均应选择高效消毒方法，如煮沸、干热、焚烧、高效化学消毒剂等；人体皮肤和手消毒需要用碘酊、碘附、乙醇等中效消毒剂。

（2）空气消毒讲究快速高效：所有疫源地空气消毒应选择气溶胶喷雾消毒法或气体熏蒸消毒法。

（3）物品处理要果断：凡能废弃的物品或回收价值不大的物品尽量按废弃物处理；必须在现场消毒的物品以化学消毒为主；所有物品环境不得遗漏，特别是容易忽略的排泄物、下水、厕所及各种洁具等。其他被病人血液、体液、排泄物污染的物品。

四、医疗废物管理

随着人们对环境保护意识的增强，自我保护意识的提高，医疗废物的处理已越来越受到社会的关注。为规范医疗卫生机构对医疗废物的管理，有效预防和控制医疗废物对人体健康和环境产生的危害，根据国务院《医疗废物管理条例》和卫生部《医疗卫生机构医疗废物管理办法》的要求，对医疗机构医疗废物的概念、分类管理等进行简要介绍。

（一）医疗废物的概念

医疗废物是指医疗卫生机构在医疗、预防、保健以及其他相关活动中产生的具有直接或者间接感染性、毒性以及其他危害性的废物。

（二）医疗废物的分类

1. 感染性废物携带病原微生物，具有引发感染性疾病传播危险的医疗废物。

（1）被病人血液、体液、排泄物污染的物品，包括：棉球、棉签、引流棉条、纱布及其他各种敷料；一次性使用卫生用品、一次性使用医疗用品及一次性医疗器械；废弃的被服。

（2）医疗机构收治的隔离传染病病人或者疑似传染病病人产生的生活垃圾。

（3）病原体的培养基、标本和菌种、毒种保存液。

（4）各种废弃的医学标本。

（5）废弃的血液、血清。

（6）使用后的一次性医疗用品及一次性医疗器械视为感染性废物。

2. 病理性废物诊疗过程中产生的人体废弃物和医学实验动物尸体等。

（1）手术及其他诊疗过程中产生的废弃的人体组织、器官等。

（2）医学实验动物的组织、尸体。

（3）病理切片后废弃的人体组织、病理蜡块等。

3. 损伤性废物能够刺伤或者割伤人体的废弃的医用锐器。

（1）医用针头、缝合针。

（2）各类医用锐器，包括解剖刀、手术刀、备皮刀、手术锯等。

（3）载玻片、玻璃试管、玻璃安瓿等。

4.药物性废物过期、淘汰、变质或者被污染的废弃药品。

（1）废弃的一般性药品，如抗生素、非处方类药品等。

（2）废弃的细胞毒性药物和遗传毒性药物。

1）致癌性药物，如硫唑嘌呤、苯丁酸氮芥、萘氮芥、环孢霉素、环磷酰胺、美法仑、司莫司汀、阿替洛尔、硫替派等。

2）可疑致癌性药物，如顺铂、丝裂霉素、阿霉素、苯巴比妥等。

3）免疫抑制剂。

（3）废弃的疫苗、血液制品等。

5.化学性废物具有毒性、腐蚀性、易燃易爆性的废弃的化学物品。

（1）医学影像室、实验室废弃的化学试剂。

（2）废弃的过氧乙酸、戊二醛等化学消毒剂。

（3）废弃的汞血压计、汞温度计。

（三）医疗废物管理的基本原则

1.全程化管理　医疗废物从产生、分类收集、密闭包装到收集转运、储存、处置的整个流程应当处于严格的控制之下。

2.实施集中处置　《医疗废物管理条例》中明确要求：各地区应当利用和改造现有固体废物处置设施和其他设施，对医疗废物集中处置，并达到基本的环境保护和卫生要求。

3.分工负责　医疗卫生机构作为医疗废物的产生单位，负责医疗废物产生后的分类收集管理；医疗废物集中处置单位负责从医疗废物产生单位收集转运到医疗废物集中处置地的储存和处置的管理，其他任何单位和个人不得从事上述活动。这样，能够减少中间管理环节和医疗废物流失的机会，有利于监控和管理，责任明确。

（四）医疗卫生机构对医疗废物的管理

根据《医疗废物分类目录》，对医疗废物实施分类管理。

1. 根据医疗废物的类别，将医疗废物分置于符合《医疗废物专用包装物、容器的标准和警示标识的规定》的包装物或者容器内。

2. 在盛装医疗废物前，应当对医疗废物包装物或者容器进行认真检查，确保无破损、渗漏和其他缺陷。

3. 感染性废物、病理性废物、损伤性废物、药物性废物及化学性废物不能混合收集。少量的药物性废物可以混入感染性废物，但应当在标签上注明。

4. 废弃的麻醉药、精神病药、放射性、毒性等药品及其相关的废物的管理，依照有关法律、行政法规和国家有关规定和标准执行。

5. 化学性废物中批量的废化学试剂、废消毒剂应交由专门机构处置，批量的含有汞的体温计、血压计等医疗器具报废时，应当交由专门机构处置。

6. 医疗废物中病原体的培养基、标本和菌种、毒种保存液等高危险废物，应当首先在产生场所进行压力蒸汽灭菌或者化学消毒处理，然后按感染性废物收集处置。

7. 隔离的传染病病人或者疑似传染病病人产生的具有传染性的排泄物，应当按照国家规定严格消毒，达到排放标准后排入污水处理系统。

8. 隔离的传染病病人或者疑似传染病病人产生的医疗废物应当使用双层包装物，并及时密封。

9. 放入包装物或者容器内的感染性废物、病理性废物、损伤性废物不得取出。包装物或者容器的外表面被感染性废物污染时，应当对被污染处进行消毒处理或者增加一层包装。

10. 盛装的医疗废物达到包装物或者容器的 3 / 4 时，应当使用有效的封口方式，使包装物或者容器的封口紧实，严密。

11. 盛装医疗废物的每个包装物、容器外表面应当有警示标识，在每个包装物、容器上应当系中文标签，中文标签的内容应当包括：医疗废物产生单位、产生日期、类别及需要的特别说明等。

12. 医疗卫生机构应当建立医疗废物暂时贮存设施、设备，不得露天存放医疗废物；暂时贮存病理性废物，应当具备低温贮存或者防腐条件。医疗废物暂时贮存的时间不得超过 2d。

13. 医院应当将医疗废物交由取得县级以上人民政府环境保护行政部门许可的医疗废物处置单位处置,依照危险废物转移联单制度填写和保存转移联单。

14. 医疗卫生机构应当对医疗废物进行登记,登记内容应当包括医疗废物的来源、种类、重量或者数量、交接时间、最终去向以及经办人签名等项目。登记资料至少保存 3 年。

15. 医疗废物转交出去后，应当对暂时贮存地点、设施及时进行清洁和消毒处理。

16. 医疗卫生机构发生医疗废物流失、泄漏、扩散和意外事故时，应当及时采取紧急处理措施。

17. 不具备集中处置医疗废物条件的农村地区,医疗卫生机构应当按照当地卫生行政部门和环境保护部门的规定，自行就地处置其产生的医疗废物。自行处置医疗废物的，应当符合以下要求：

（1)使用后的一次性医疗器具和容易致人损伤的医疗废物应当消毒并作毁形处理。

（2）能够焚烧的，应当及时焚烧。不能焚烧的，应当消毒后集中填埋。

18. 医疗卫生机构应当对本机构工作人员进行培训,提高全体工作人员对医疗废物管理工作的认识。

19. 医疗卫生机构应为从事医疗废物分类收集、运送、暂时贮存和处置等工作的人员和管理人员采取适宜、有效的职业卫生防护措施，配备必要的防护用品，定期进行健康检查，必要时，对有关人员进行免疫接种，防止其受到健康损害。

20. 医疗卫生机构的工作人员在工作中发生被医疗废物刺伤、擦伤等伤害时，应当采取相应的处理措施，并及时报告机构内的相关部门。

五、医院污水和污泥处理

医院污水指医院产生的含有病原体、重金属、消毒剂、有机溶剂、酸、碱以及放射性等的污水。

1. 医院污水处理原则　①全过程控制原则；②减量化原则；③就地处理原则；④分类指导原则；⑤达标与风险控制相结合原则；⑥生态安全原则。

2. 医院污水常用消毒技术　医院污水消毒是医院污水处理的重要工艺过程，其目的是杀灭污水中的各种致病菌。医院污水消毒常用的消毒工艺有氯消毒（如氯气、二氧化氯、次氯酸钠）、氧化剂消毒（如臭氧、过氧乙酸）、辐射消毒（如紫外线、y 射线）。

3. 医院污水的监测频率

（1）粪大肠菌群数每月监测不得少于 1 次。采用含氯消毒剂消毒时，接触池出口总余氯每日监测不得少于 2 次（采用间歇式消毒处理的，每次排放前监测）。

（2）肠道致病菌主要检测沙门菌、志贺菌。沙门菌的监测，每季度不少于 1 次；志贺菌的监测，每年不少于 2 次。结核病医疗机构根据需要监测结核分枝杆菌。

（3）收治了传染病病人的医院应加强对肠道致病菌和肠道病毒的监测。同时收治感染同一种肠道致病菌或肠道病毒的甲类传染病病人数超过 5 人或乙类传染病病人数超过 10 人或丙类传染病病人数超过 20 人时，应及时监测该种传染病病原体。

（4）理化指标监测频率：pH 每日监测不少于 2 次，化学需氧量和悬浮物每周监测 1 次，其他污染物每季度监测不少于 1 次。

第三节　皮肤黏膜消毒

皮肤黏膜是人体的第一道屏障，直接与外界环境接触，故表面寄生着无数的不同类型的微生物，其中有致病性的，也有非致病性的。因此，在进行侵袭性诊疗活动和手术前，用消毒剂对皮肤黏膜进行消毒处理，对预防感染的发生非常重要。

一、皮肤黏膜消毒定义

用化学或物理的方法清除、抑制或杀灭皮肤黏膜上存在的微生物。皮肤黏膜消毒主要是针对细菌繁殖体而言，一般不考虑细菌芽孢。

二、皮肤黏膜消毒的目的

1. 预防侵袭或侵犯侵入性诊疗活动中自身皮肤微生物侵入组织或细菌易位引发感染。

2. 预防和控制皮肤黏膜携带的病原微生物致感染传播或流行。

3. 预防免疫功能低下者被外界微生物侵袭或自身携带病原微生物繁殖，对易发生感染部位的皮肤黏膜进行保护性消毒隔离，如新生儿脐部。

三、皮肤黏膜消毒常用消毒剂

常用皮肤消毒剂主要有含碘制剂、含醇制剂、季铵盐制剂、含氯制剂、氧化电位水及醇类和胍类复配制剂（醋酸氯已定）等。黏膜消毒制剂除应具备杀菌功能之外，还要求对皮肤无刺激性。目前使用的种类以含碘制剂、含季铵盐类制剂、含胍类制剂为主。

四、不同部位皮肤黏膜消毒

皮肤黏膜上的微生物种类繁多，其来源、抵抗力各不相同，应根据不同的部位和消毒目的选择适宜的消毒剂和消毒方法，保证消毒质量并避免皮肤黏膜损伤和过敏反应的发生。

（一）穿刺部位的皮肤消毒

1.注射部位　包括一般皮下注射、肌肉注射、静脉滴注和其他部位注射与穿刺前皮肤的消毒。

（1）传统方法即用浸润2%碘酊的无菌棉签以注射部位为中心，由内向外螺旋式涂擦1遍（消毒范围不小于5cm×5cm），作用1min，再用75%乙醇脱碘2遍，待干后注射。

（2）用无菌棉签浸润含有效碘5000mg/L碘液直接涂抹注射部位2遍，待半干燥，即可注射。静脉注射时，可用75%酒精棉签脱碘。

（3）还可用5000mg/L醋酸氯己烷一乙醇（70%）溶液对注射部位擦拭消毒2遍，作用2min，待干后注射。

（4）在进行药物过敏试验皮内注射时，为防止影响皮试结果的观察和判断，不宜选择有色和刺激较强的消毒剂。常用75%乙醇直接涂擦消毒，待干后注射；对乙醇过敏者可用0.1%苯扎溴铵消毒；也有研究者用含有效碘500mg/L碘附消毒，发现其效果明显好于乙醇和苯扎溴铵（P<0.001），且对皮肤无刺激、无黄染，降低了皮肤对各种药物反应的假阳性率。

2.特殊穿刺部位皮肤消毒　包括各种经皮的深部组织和内腔的穿刺或活检，如淋巴结、骨髓、关节腔、胸腹腔及硬膜外麻醉穿刺等。其消毒剂的选择与方法同一般注射部位皮肤的消毒，并应严格执行无菌技术。血管内留置导管与其他部位引流管的皮肤进出口处及其接头处，每日均应按上述要求常规消毒，且须用无菌敷料覆盖。

（二）手术部位皮肤的消毒

病人手术部位皮肤的消毒质量直接关系到术后切口的愈合及感染的预防，甚至手术的成败，因此必须根据手术和病人情况严格消毒。

1.手术部位皮肤准备　主要目的是减少皮肤上的细菌数，但又不损伤皮肤的完整性，以降低术后切口感染率。

（1）手术部位的皮肤用肥皂和水洗净，需备皮部位的皮肤以无菌纱布蘸取肥皂和水擦拭洗净。

（2）器官移植手术和处于重度免疫抑制状态的病人，术前可用除菌皂液擦拭洗净全身皮肤。

2. 手术部位皮肤消毒可按注射部位皮肤消毒方法进行。消毒范围应在手术部位及其外 10cm 以上部位由内向外擦拭。

（三）病原微生物污染皮肤消毒

1. 传染病病原体污染皮肤黏膜的消毒

（1）肠道传染病病原体污染的手和皮肤消毒：可用含有效碘 5000mg / L 碘附擦拭，作用 3～5min；或用乙醇、异丙醇与醋酸氯己定配制成的消毒液擦拭消毒，作用 3～5min；也可用氧化电位水冲洗消毒。

（2）血源性传染病病原体污染的皮肤黏膜消毒：对于污染的手，可用流水、除菌皂液洗手后用含有效碘 5000mg / L 碘附消毒或用乙醇、异丙醇一醋酸氯己定消毒液搓洗 5rain，然后用水冲洗。

2. 特殊污染的消毒　对可能污染有破伤风或产气荚膜梭菌的皮肤深部或指（趾）间，可用浸透含有效碘 5000mg / L 碘附溶液的湿敷料敷 30min，或用 30% 过氧化氢溶液冲洗伤口。

（四）伤口创面消毒

1. 伤口消毒　伤口消毒主要是指新伤口用消毒剂处理起到减少污染细菌数量，防止伤 J 感染。新鲜伤口处理首选消毒剂是碘附。先用含有效碘 1000mg / L 碘附溶液冲洗伤口，洗去污染物直至冲洗液变清，然后用含有效碘. 5000mg / L 碘附擦拭 2 或 3 遍，这样处理后可以直接清创。对于较深的非贯通伤或贯通伤口可先用 3%过氧化氢冲洗干净，再用含有效碘 5000mg, / L 碘附擦拭消毒。对损伤 4h 以上感染伤口应首先用 3%过氧化氢或含有效碘 1000mg / L 碘附洗干净伤口腐败物，再用 0.5%碘附擦拭 3 遍，然后做必要的外科处理。

2. 烧伤创面消毒 创面消毒是指消毒剂处理创面以达到清除创面腐败物，杀灭细菌，达到促进创面愈合的目的。烧伤创面感染发生率高，多为金黄色葡萄球菌和绿脓杆菌感染，用含有效碘 5000mg / L 碘附软膏、乳剂、气溶胶和水剂处理创面（包括深度烧伤在内）均可取得较好效果，最初 24h 每 4h 更换一次，以后每 6h 更换一次，用碘附处理烧伤创面使用方便，容易清除，能加快焦痂分离，缩短植皮准备时间，并且不会产生抗药菌株。

（五）黏膜消毒

1. 妇科黏膜消毒 此部位的皮肤黏膜娇嫩，切忌使用有刺激性的消毒剂。

（1）冲洗消毒。常用方法有：①含有效碘 250mg / L 碘附溶液作用 3～5min；②500mg / L 的苯扎溴铵溶液作用 3～5min；③500～1000mg / L 醋酸氯已定水溶液冲洗至冲洗液变清为止；④氧化电位水作用 3～5min。效果最好的为碘附溶液和氧化电位水，其对真菌杀灭效果更好。

（2）会阴部与阴道手术消毒。清洁外阴后，先用 5000mg / L 碘附皂液棉球依次擦洗大、小阴唇，阴阜，两侧大腿内侧上 1 / 3，会阴及肛门周崮作备皮处理后，用含有效碘. 5000mg / L 碘附溶液棉球涂擦外阴，待碘液完全干燥后（需 3～5min）同上法再次涂擦消毒 1 次。

（3）子宫切除术前消毒。子宫切除前晚用含有效碘 250mg / L 碘附溶液或 5000mg / L 醋酸氯已定溶液擦洗阴道 1 次，手术前 2h 重复擦洗 1 次。阴道冲洗消毒可按妇科黏膜冲洗消毒方法。

2. 口腔和咽部消毒 口腔内生存着大量的细菌，通常不致病，但在个体免疫力下降、患口腔疾患、禁食及进行口腔内检查或治疗时则需用消毒剂对口腔进行消毒，以预防控制感染。

（1）用含有效碘 500mg / L 碘附或 1%～1.5%过氧化氢溶液含漱消毒；用含有效碘 500～1000mg / L 碘附或 3000～5000mg / L 醋酸氯已定溶液局部涂抹。

（2）用氧化电位水含漱消毒。

（3）用含碘喉片或氯己定喉片糖滞留口腔，碘甘油溶液局部涂抹，复方硼酸溶液漱口，对口腔黏膜均能起到一定的消毒作用。

3.鼻腔黏膜消毒　病原性葡萄球菌在鼻咽部的带菌率可达20%～50%，医务人员带菌率高达70%，最常见的是金黄色葡萄球菌。如携带的是耐药流行株（MRSA），则可在人群中传播，引起医院感染的暴发。因此，必要时应使用抗菌剂来减少或清除这些携带的菌株。可局部涂抹2%莫匹罗星药膏2～3次/d，持续5～7d。但1处理停止后，仍可感染环境中的流行菌株，因此只能短期起效。

4.泌尿生殖道黏膜消毒　按妇科黏膜消毒法进行。用含有效碘碘附润滑剂代替普通润滑剂，有利于防止泌尿系统感染。

5.脐带消毒　新生儿脐带消毒通常用含有效碘5000mg/L碘附消毒。

第四节　内窥镜的消毒与灭菌

随着内窥镜检查的广泛应用和内镜的不断开展，内镜及附件的种类越来越多，有些附件如活检钳在内镜检查治疗中要突破人体黏膜屏障；加之内镜的材质特殊，精密度高，结构复杂，致使用后的消毒灭菌难度大，易造成医源性感染，因此内镜及其附件的清洗、消毒、灭菌十分重要。卫生部颁布的《内镜清洗消毒技术操作规范（2004版)》，对内镜的清洗消毒与灭菌做了严格的规定。

一、内镜及清洗消毒设备

（一）内镜及附件

其数量应当与医院规模和接诊病人数相适应，以保证所用器械在使用前能达到相应的消毒、灭菌合格的要求，保障病人安全。

（二）基本清洗消毒设备

包括专用流动水清洗消毒槽（四槽或五槽）或消毒池、负压吸引器、超声清洗器、高压水枪、干燥设备、计时器、通风设施，与所采用的消毒、灭菌方法相适应的必备的消毒、灭菌器械，50ml注射器、各种刷子、纱布、棉棒等消耗品。

（三）清洗消毒剂

多酶洗液、适用于内镜的消毒剂、75%乙醇。

二、内镜清洗、消毒或灭菌的基本原则

1.凡进入人体无菌组织、器官或经外科切口进入人体无菌腔室的内镜及其附件，如腹腔镜、关节镜、脑室镜、膀胱镜、宫腔镜等，必须灭菌。

2.凡穿破黏膜的内镜附件，如活检钳、高频电刀等，必须灭菌。

3.凡进入人体消化道、呼吸道等与黏膜接触的内镜，如喉镜、气管镜、支气管镜、乙状结肠镜、胃镜、肠镜、直肠镜等，应进行高水平消毒。

4.内镜及附件用后应当立即清洗、消毒或者灭菌。

5.医疗机构使用的消毒剂、消毒器械或者其他消毒设备必须符合《消毒管理办法》的规定。

6.内镜及附件的清洗、消毒或者灭菌时间应当使用计时器控制。

7.禁止使用非流动水对内镜进行清洗。

三、内镜清洗消毒操作步骤

（一）软式内镜操作步骤

水洗→酶洗→流水冲洗→消毒或灭菌→冲洗与干燥→备用

（二）硬式内镜操作步骤

消毒或灭菌（浸泡法）→冲洗与干燥→备用

水洗→酶洗→流水冲洗→［

消毒或灭菌（非浸泡法）→保存备用

四、内镜的清洗

（一）软式内镜的清洗

内镜使用后立即用纱布擦去外表面污物，并反复送气与送水至少10s，取下内镜送清洗消毒室。

1. 水洗

（1）将内镜放入清洗槽（或清洗池）内，在流动水下充分冲洗，用纱布反复擦洗镜身，同时将操作部清洗干净；取下活检入口阀门、吸引器按钮和送气送水按钮，用清洁毛刷刷洗活检孔道3次，再以45°角、90°角分别刷洗活检孔道和导光软管的吸引器管道，每次刷洗必须两头见刷头，并去掉刷头上的污物；安装全管道灌流器、管道插塞、防水帽和吸引器，用吸引器反复吸引活检孔道；全管道灌流器接50ral注射器，吸清水注入送气雨水管道。用吸引器吸干活检孔道的水分并擦干镜身。

（2）将取下的吸引器按钮、送水送气按钮和活检入口阀，用清水冲洗干净并擦干。

（3）内镜附件如活检钳、细胞刷、切开刀、导丝、碎石器、网篮、造影导管、异物钳等使用后，先放入清水中，用小刷刷洗钳瓣内面和关节处，清洗后并擦干。

（4）清洗纱布应当采用一次性使用的方式，清洗刷应当一用一消毒。

2. 酶洗

（I）将擦干后的内镜置于酶洗槽（或酶洗池）中，用注射器抽吸含酶洗液100ml，冲洗送气送水管道，用吸引器将酶洗液吸入活检孑L道，操作部用含酶洗液擦拭。

（2）擦干后的附件、各类按钮和阀门用含酶洗液浸泡，附件还须在超声清洗器内清洗5～10min。

（3）含酶洗液每清洗1条内镜后更换。

（4）含酶洗液的配制和浸泡时间按照产品说明书。

3. 清洗

（1）含酶洗液浸泡后的内镜，用水枪或注射器彻底冲洗各管道，以去除管道内的含酶洗液及松脱的污物。同时冲洗内镜的外表面。

（2）用 50ml 的注射器向各管道充气，排出管道内的水分，以免稀释消毒剂。

4. 不同软式内镜清洗时应注意以下事项

（1）十二指肠镜清洗：将专用抬钳器管道洗涤管接在安装座上，经上述清洁程序后，注入含酶洗液及清水，然后消毒、清洗及干燥。抬钳器的弯曲部用短刷子刷洗及用注射器冲洗。前端帽的清洗同内镜附件。

（2）气管镜清洗：用专用吸引器清洗，透明管接吸引安装座，活检钳孔道用注射器注入含酶洗液及清水，然后进行一般的消毒程序。吸引按钮拆下清洗，吸引安装座用小刷子清洗。

（3）软式膀胱镜清洗：膀胱镜的清洗需按软式内镜的水洗、酶洗、清洗进行；用注射器抽吸含酶洗液冲洗管道；用中刷子刷洗吸引管道；用小刷子刷洗各安装座；拆卸的内镜配件，置于超声洗涤器中清洗。

（二）硬式内镜的清洗

1. 使用后立即用流动水彻底清洗，除去血液、黏液等残留物质，并擦干。

2. 将擦干后的内镜置于含酶洗液中浸泡，时间按使用说明。

3. 彻底清洗内镜各部件，管腔用高压水枪彻底冲洗，可拆卸部分必须拆开清洗，并用超声清洗器清洗 5～10min。

4. 器械的轴节部、弯曲部、管腔内用软毛刷彻底刷洗，注意防止划伤镜面。

五、内镜的消毒和灭菌

内镜的消毒、灭菌应首选物理方法，对不耐湿热的内镜可选用化学方法消毒、灭菌。选择消毒、灭菌方法时，应当按照使用说明进行。用消毒液进行消毒、灭菌时，有轴节的器械应充分打开轴节，带管腔的器械腔内应充分注入消毒液。

（一）压力蒸汽灭菌

凡能耐受压力蒸汽灭菌的内镜及附件应首选此法。注意按内镜说明书要求选择温度和时间。

（二）环氧乙烷

环氧乙烷灭菌方法适用于各种内镜及附件的灭菌。

（三）戊二醛

2％碱性戊二醛适用于各种内镜及附件的消毒、灭菌。

卫生部《内镜清洗消毒技术操作规范（2004年版）》中规定，采用2％碱性戊二醛浸泡消毒或者灭菌时，应当将清洗擦干后的内镜置于消毒槽（消毒池）并全部浸没消毒液中，各孔道用注射器灌满消毒液。需要消毒的内镜采用2％碱性戊二醛消毒时，浸泡时间为：胃镜、肠镜、十二指肠镜浸泡不少于10min，支气管镜浸泡不少于20min，结核分枝杆菌、其他分枝杆菌等特殊感染病人使用后的内镜浸泡不少于45min。需要灭菌的内镜采用2％碱性戊二醛灭菌时，必须浸泡10h。当日不再使用的胃镜、肠镜、十二指肠镜采用2％碱性戊二醛消毒时，应当延长消毒时间至30min。每日诊疗工作开始前，必须对当日拟使用的消毒类内镜进行再次消毒。如采用2％碱性戊二醛浸泡，消毒时间不少于20min，冲洗、干燥后，方可用于病人诊疗。活检钳、细胞刷、切开刀、导丝、碎石器、网篮、造影导管、异物钳等内镜附件采用2％碱性戊二醛灭菌时必须浸泡10h。

（四）过氧化物

1. 过氧乙酸主要用于内镜自动处理机，将35％过氧乙酸稀释为终浓度0.2％。并加入缓冲剂和防腐剂，该系统仅用于可全浸泡内镜，应严格按照使用说明进行操作。

2. 过氧化氢等离子体灭菌技术适用于腹腔镜、关节镜等。灭菌物品可当即使用，无须冲洗；灭菌周期相对较短，55～75min。

（五）邻苯二甲醛

0.55％的邻苯二甲醛，在pH值3～9时相对稳定，对眼和鼻黏膜无刺激，使用前不需要活化。

（六）低温蒸汽甲醛

低温蒸汽甲醛消毒法特点完全克服了甲醛熏蒸存在的问题（杀菌时间长、灭菌效果差、穿透性差、使用范围窄、残留气味大、有毒性等），可用于各种内镜，如关节镜、腹腔镜、支气管镜、结肠镜、胃镜、十二指肠镜、喉镜等，在负压状态下，达到灭菌效果，55℃需 45min，65℃需 30min，80℃需 10min。

（七）酸化电解水

在日本应用广泛，新鲜产生的消毒液杀菌作用强，但受有机物影响大，被消毒物品必须彻底清洗并不断冲洗消毒，消毒液不宜重复使用，要严格控制氧化电位、pH 值与有效氯。

（八）煮沸消毒

达到消毒要求的硬式内镜，如喉镜、阴道镜等，可采用煮沸消毒 20min 的方法。

（九）乙醇

75％乙醇主要用于内镜通道的干燥，也用于非全浸式内镜的操作部消毒，必须用清水擦拭后再用 75％乙醇擦拭消毒。

六、消毒后内镜的冲洗与干燥

（一）软式内镜的冲洗与干燥

1. 内镜从消毒槽（或消毒池）取出前，清洗消毒人员应当更换手套，用注射器向各管腔注入空气，以去除消毒液。

2. 将内镜放入冲洗槽（或冲洗池），在流动水下，用纱布清洗内镜的外表面，反复抽吸清水冲洗各孔道。

3. 用纱布擦干内镜外表面，将各孔道的水分抽吸干净。取下清洗时的各种专用管道和按钮，换上诊疗时的各种附件，方可用于另一病人的诊疗。

4. 纤维支气管镜经上述操作后，还需用 75％乙醇或者洁净压缩空气等方法进行干燥。

（二）硬式内镜的冲洗与干燥

采用化学消毒剂浸泡消毒的内镜，消毒后应当用流动水冲洗干净，再用无菌纱布擦干；采用化学消毒剂浸泡灭菌的内镜，灭菌后应当用无菌水彻底冲洗，再用无菌纱布擦干。

七、内镜的保存

每日诊疗工作结束，用75%乙醇对消毒后的内镜各管道进行冲洗、干燥，储存于专用洁净柜或镜房内，镜体应悬挂，弯角固定钮应置于自由位，活检钳瓣应张开。灭菌内镜及附件按无菌物品要求进行储存。

八、其他附件和物品的消毒

1. 弯盘、敷料缸等用压力蒸汽灭菌。

2. 非一次性使用的口圈可采用高水平化学消毒剂，如用500mg / L有效氯消毒液或2000mg / L的过氧乙酸浸泡消毒30min。消毒后，用水彻底冲净残留消毒液，干燥备用。

3. 注水瓶及连接管采用高水平以上无腐蚀性化学消毒剂浸泡消毒，消毒后用无菌水彻底冲净残留消毒液，干燥备用。注水瓶内的用水应为灭菌水，每日更换。

4. 每日诊疗工作结束，必须对吸引瓶、吸引管、清洗槽（或清洗池）、酶洗槽（或酶洗池）、冲洗槽（或冲洗池）进行清洗消毒。吸引瓶、吸引管经清洗后，用500mg / L含氯消毒液或2000mg / L过氧乙酸浸泡消毒30min，刷洗干净，干燥备用。清洗槽（或清洗池）、酶洗槽（或酶洗池）和冲洗槽（或冲洗池）进行充分刷洗后，用500mg / L的含氯消毒液或2000mg / L过氧乙酸擦拭。消毒槽（或消毒池）在更换消毒剂时须彻底刷洗。

九、登记

内镜室工作人员应当做好内镜清洗消毒的登记工作，登记内容包括就诊病人姓名、使用内镜的编号、清洗时间、消毒时间以及操作人员姓名等事项。

十、职业防护

工作人员清洗消毒内镜时，应当穿戴必要的防护用品，包括工作服、防渗透围裙、口罩、帽子、手套等，做好职业防护。

第五节　一次性使用医疗用品和消毒药械的管理

医院一次性使用医疗用品和消毒药械的管理是关系病人安危和医疗安全的重要问题。各级医院应该按照卫生部《消毒管理办法》《医院感染管理办法》等有关文件要求，做好一次性使用医疗用品和消毒药械的使用管理。

一、一次性使用医疗用品的管理

一次性使用用品由于其灭菌效果可靠、有效期长、包装组件齐全完整、一次性使用无须清洗消毒，越来越广泛地应用于临床。同时由于长途运输、周转、长期存贮及使用后产生大量的医疗废物等问题，使一次性使用医疗用品管理成为医院感染管理工作中的一个新的重要问题。

医院使用的消毒药械、一次性医疗器械和器具应当符合国家有关规定，一次性使用的医疗器械、器具不得重复使用。

（一）基本概念

一次性使用医疗用品指使用一次后即丢弃的，深入人体组织或与皮肤黏膜表面接触并为治疗或诊断目的而使用的各种用品。

（1）灭菌的一次性使用医疗用品：进入人体组织无菌、无热源、无溶血反应和无异常毒性检验合格，出厂前必须灭菌处理的可直接使用的一次性使用医疗用品。

（2）消毒的一次性使用医疗用品：接触皮肤、黏膜，无毒害检验合格，出厂前必须经过消毒处理可直接使用的一次性使用医疗用品。

（二）一次性使用医疗用品的管理要求

1. 医院所用一次性使用医疗用品必须由设备部门统一集中采购，使用科室不得自行购入。

2. 医院采购一次性使用医疗用品，依据国家有关文件规定索取相关证件，医院感染管理科负责相关证件的审核。

3. 每次购置，采购部门必须进行质量验收，订货合同、发货地点及货款汇寄账号应与生产企业或经营企业相一致，并查验每箱（包）产品的检验合格证、生产日期、消毒或灭菌日期及产品标识和失效期等，进口的一次性使用医疗用品应有符合要求的中文标识。

4. 医院一次性使用医疗用品的储存部门应专人负责，建立登记账册，记录每次订货与到货的时间、生产厂家、供货单位、产品名称、数量、规格、单价、产品批号、消毒或灭菌日期、失效期、出厂日期、相关证件的证号、供需双方经办人姓名等。

5. 一次性使用医疗用品存放于阴凉干燥、通风良好的物架上，距地面≥20cm，距墙壁≥5cm；不得将包装破损、失效、霉变的产品发放至使用科室。

6. 一次性使用医疗用品科室使用前应检查小包装有无破损、失效，产品有无不洁净等。

7. 使用时若发生热源反应、感染或其他异常情况时，必须及时留取样本送检，按规定详细记录，报告医院感染管理科、设备采购部门和相关科室。

8. 医院发现不合格产品或质量可疑产品时，应立即停止使用，并及时报告当地药品监督管理部门，不得自行做退、换货处理。

9. 凡标识有一次性使用医疗用品的不得重复使用。

10. 用后的一次性使用医疗用品，按医疗废物进行处理。

11. 一次性使用医疗用品包产品包装标志

（1）每套产品用塑料袋密封包装，小包装有下列标志：①制造厂名称、地址和商标；②产品名称和型号；③卫生许可证号；④使用说明；⑤灭菌方法和消毒日期；⑥生产日期。

（2）中包装用塑料袋密封，要有下列标志：①制造厂名称和商标；②产品型号和数量；③生产日期；④出厂批号；⑤使用说明书。

（3）大包装上要有下列标志：①产品名称、型号和数量；②制造厂名称和地址；③卫生许可证号；④产品出厂批号和灭菌日期；⑤灭菌合格证和有效期。

二、消毒药械的管理要求

1. 医院感染管理委员会负责对全院使用的消毒灭菌器械进行监督管理。

2. 购入消毒药械要依据《消毒管理办法》索取相关证件，医院感染管理科负责对相关证件的审核。

3. 医院感染管理科按照国家有关规定，具体负责对全院消毒灭菌药械的购入、储存和使用进行监督、检查和指导，对存在问题及时汇报医院感染管理委员会。

4. 采购部门应根据临床需要和医院感染管理委员会对消毒灭菌药械选购的审定意见进行采购，按照国家有关规定，查验必要证件，监督进货产品的质量，并进行登记。

5. 医院自配消毒药剂，应严格按照无菌技术操作程序和所需浓度准确配制，并按要求登记配制浓度、配制日期、有效期等，以备查验。

6. 使用部门应准确掌握消毒灭菌药械的使用范围、方法、注意事项；掌握消毒灭菌药剂的使用浓度、配制方法、更换时间、影响消毒灭菌效果的因素等，发现问题，及时报告医院感染管理科及相关部门予以解决。

7. 消毒药械要有标识并符合卫生部《消毒产品标签说明书管理规范》要求。

三、各部门管理要求

（一）医院感染管理科

1. 在对一次性使用医疗用品和消毒药械购入时，依据国家有关规定对相关证件进行认真审核，对购入后的一次性使用医疗用品和消毒药械的储存、使用情况进行管理。符合国家相关规定的产品，经审核后方可应用于临床或在临床试用。

2. 对一次性使用医疗用品及消毒药械在临床使用中出现异常情况，应及时进行调查处理，并负责向医院感染管理委员会汇报；对上述物品所致医疗事故时应立即报告所在地卫生行政部门，并协助进行调查处理。

3. 对上述物品的消毒、灭菌效果的质量进行监督管理。

4. 监督使用后的一次性使用医疗用品严格按医疗废物进行处理。

5. 介绍推广国内外先进的行之有效的上述各类物品。

（二）采购部门（设备科、药剂科等）

1. 对拟购入或更换的一次性使用医疗用品和消毒药械，按国家有关规定进行技术审核。经审核合格的产品，应根据 I 临床需要负责制订采购计划，统一购置。

2. 购入产品时必须再次依据国家有关规定核对相关证件，并查验推销人员证件与销售产品的生产企业是否一致，订货合同上的供货单位与生产企业是否一致，发货地点与生产企业所在地是否一致，货款汇寄账号与生产企业账号是否一致。

3. 对购入物品必须详细登记产品名称、批号、数量、有效成分及浓度、厂家、生产日期和失效期等。

4. 需要由药剂科重新配制的消毒药剂，应严格按照无菌操作程序和浓度准确配制，并应定期抽查配制浓度和存放时间，做好抽查记录以备查验。

（三）中心供应室

1. 负责全院一次性使用医疗用品的储存、保管、发放。

2. 对入库产品要进行登记，详细记录生产厂家、批号、数量、生产日期、灭菌日期、失效期等。

3. 复验产品大包装及中、小包装的情况，抽查产品外观质量。

4. 储存产品的库房，要求清洁、干燥、阴凉、通风。不同种类、不同批号的产品应分别放置物架上。

5. 严格执行灭菌物品存放制度，小包装不得破损，超过灭菌有效期及未注明出厂日期及失效期产品不能发放给临床。

（四）临床使用部门

1. 各使用科室指定人员负责本部门一次性使用医疗用品和消毒药械的管理。

2. 使用人员对一次性使用医疗用品使用前要进行复验。检查小包装的密封性、有效灭菌日期、穿刺针有无锈斑或污渍，输液（血）器、注射器内有无杂质和污渍，衔接部有无漏气。凡有质量问题和过期产品一律禁止使用，并上报有关部门。

3. 使用人员在应用一次性使用医疗用品时，应密切观察患者情况，如发现异常反应，应立即停止使用，并及时报告上级有关部门。同时要做好现场保护和留取样本，以便进一步调查和处理。并详细记录事件发生时间、种类、受害者临床表现及结果，所涉及的一次性使用医疗用品的生产单位、生产日期、产品批号、供货单位、供货日期等。

4. 使用后的一次性使用医疗用品应按医疗废物处理。

5. 各科室不得自行购入和更换一次性使用医疗用品、消毒灭菌药械。

6. 各科医护人员、进修人员、实习医护人员、卫生员等应准确掌握消毒剂适用范围、使用浓度、配制方法、更换时间、影响消毒灭菌的有关因素等，正确使用消毒剂。

第六章　重点部门感染管理

第一节　消毒供应室的感染管理

消毒供应室的感染管理应严格执行《医院消毒供应室验收标准》。

一、环境管理

（一）布局

1. 建筑布局应分为工作区域和办公区域。工作区域分去污区、检查包装区、灭菌物品存放区，三区划分清楚，区域间有实际屏障。办公区域设置工作人员更衣室、值班室、办公室、卫生间等。各区、室清洗池，清毒池，防火通道，物品架等均有明显标识。

2. 去污区主要进行污染物品回收与分类、清洗，下收下送车辆、塑料箱冲洗消毒等工作；检查与包装区主要进行物品的检查与包装、敷料制作、灭菌等工作；灭菌物品存放区主要进行灭菌物品的储存与发放。灭菌物品存放区不宜设洗手池。

（二）设施要求

1. 清洗消毒设备及设施　配有污物回收车及分类台，机械清洗消毒设备，手工清洗槽及相应清洗用品、压力水枪、压力气枪、超声清洗机、烘干机、车辆清洗装置等。机械清洗消毒设备应符合国家有关规定。

2. 检查包装设备　配有辅助照明设备和照明放大镜的器械检查台、敷料及器械包装台、器械柜、敷料柜、包装材料及清洁物品装载车等。照明设施应满足器械检查等功能的需要，洗手设施应符合《医疗机构医务人员手卫生规范》。

3. 灭菌设备及设施　配有压力蒸汽灭菌器、低温灭菌装置、无菌物品卸载车、篮、筐等，根据需要配备干热灭菌装置。各类灭菌器应符合国家标准，并设有配套的辅助设备。

4. 储存发放设施　灭菌物品存放架及下送车等。

5. 根据需要配备相应的个人防护用品。

（三）环境管理要求

1. 消毒供应室应相对独立，环境清洁，通风采光良好，周围环境无污染源。

2. 保持室内清洁整齐无灰尘。天花板、墙壁、地面等应光滑、耐清洗，避免异物脱落。每日湿式清洁，每周彻底打扫卫生一次。

3. 工作区域空气流向由洁到污。温度为20℃～25℃，检查包装区与灭菌物品存放区的相对湿度不宜大于60%。

4. 物流由污到洁，强制通过，不得逆行。

5. 灭菌物品存放区应清洁干燥，并每月进行环境微生物监测。

二、人员管理

1. 从事消毒供应的各类人员必须经过相应的岗位培训或岗前培训。新上岗人员经培训合格后方能上岗，压力容器操作人员必须有岗位专业培训资格证书。

2. 掌握各类诊疗器械清洗、消毒及个人防护等医院感染预防与控制方面的知识。

3. 工作中遵循标准预防的原则，严格遵守有关规章制度。

4. 不同区域的工作人员应按区域要求进行着装，不能随意到其他区域。

5. 工作人员根据其岗位的不同，按规定采取不同的防护措施，穿戴相应的防护用品，去污区的工作人员应穿工作服、防水围裙，戴手套、袖套、防护屏或面罩等。

6. 工作人员每年应进行消毒供应相关知识的培训与学习，并有记录。

7. 所有工作人员每年体检，患有传染病（活动期）、皮肤病、精神病者不得上岗。

三、物品管理

（一）灭菌物品的储存及管理

1. 灭菌物品应存放于专门区域由专人管理，并有清洁与消毒措施，其他无关人员不得入内。此区域的工作人员要按规定着装，并注意手卫生。

2. 所有灭菌物品均应仔细检查，达到包装完整、包布干燥、化学指示胶带变色均匀，符合要求后方可进入灭菌物品的存放区。一次性使用无菌医疗用品须拆除外包装后方能进入灭菌物品存放区。

3. 灭菌物品应存放于洁净的橱柜内或存放架上，物品必须离地 20～25cm，离墙 5～10cm，距天花板 50cm。

4. 灭菌物品应分类放置，位置固定，避免挤压、弯曲，标识清楚，并按有效期顺序排列，严禁过期。灭菌物品的贮存、周转、取用应采取“先进先出”原则。

5. 灭菌物品存放的有效期，受包装材料、封口的严密性、灭菌条件、储存环境等诸多因素影响。压力蒸汽灭菌的物品，在温度低于 25℃，湿度低于 60% 的条件下，棉布包装材料和开启式容器，有效期为 10～14d，其他存放环境应为 7d。对于其他包装材料，如一次性无纺布，一次性纸塑包装材料，如证实该包装材料能阻挡微生物渗入，其有效期可相应延长。其他灭菌方式灭菌的物品，其有效期按相应的要求进行。

（二）灭菌物品的发放

1. 根据使用科室的需要，按照规定的路线由专人，用封闭式运送车或容器进行发放或设特定通道或窗口进行发放，并做好发放记录。

2. 从无菌存放区发出的物品不能再退回存放区。

3. 发放物品的运送车、容器等工具应每日清洁、消毒后存放。

（三）一次性使用无菌物品的管理

1. 专人负责管理，建立登记账册，记录每次订货与到货的产品名称、数量、规格、产品批号、检验合格证、消毒日期、出厂日期、卫生许可证号、有效期限及供需双方经办人的姓名等。

2. 检查包装是否符合标志清楚、包装清洁，无污渍、水渍、霉变、包装无破损、变形等要求。

3. 一次性无菌物品的库房应清洁、干燥、物品置于货架上，摆放有序、并定期盘点与记录，存放与发放按灭菌有效期的先后顺序进行。

四、物品清洗、消毒、灭菌操作

（一）物品处理流程

1. 一般物品处理流程　应遵循回收→分类→清洗→消毒→检查→包装→灭菌→储存→发放的基本工作流程。

2. 特殊感染病人使用后物品的处理流程　特殊感染包括破伤风、气性坏疽、炭疽和朊毒体感染。这类病人使用后的物品，应先高水平消毒，再清洗，再按一般物品处理。

（二）污染物品的回收

1. 使用后物品由使用科室及时清除物品上明显的污物，并用清水或多酶液湿式暂存，特殊感染性疾病污染的器械和物品应放在防污染扩散的容器内，标明感染类型，尽快送供应室处理。

2. 供应室用封闭式回收车按规定线路定时下科室收集。尽量避免在使用科室清点、核查污染的器械物品，减少污染概率。

3. 收回的污染器械、物品，及时进行清点、核查和记录，并尽快进行去污处理。

4. 回收车和收集箱每次用后应清洗或消毒，干燥存放。

（三）物品的清洗

清洗包括分类、清洁剂浸泡、清洗、漂洗与干燥。根据物品的不同材质、形状、精密程度与污染状况进行分类。清洗分为手工清洗和机械清洗。

1. 手工清洗

（1）适用于严重污染的初步处理，精密、复杂器械以及不能采用机械清洗方法处理的器械。

（2）手工清洗的操作流程：初步冲洗→清洁剂浸泡→刷洗→超声清洗→漂洗→干燥。

（3）应使用专用的器械清洗水槽，专用酶清洁剂与专用的刷子或海绵。

（4）清洗过程中应将器械轴节完全打开，复杂的组合器械应拆开。精密、复杂器械的清洗包括冲洗，清洁剂浸泡、冲洗（刷洗），再采用机械方法清洗。

（5）操作中注意在流动水中进行冲洗，在清洗液面下进行刷洗，防止产生气溶胶。

2. 机械清洗包括超声清洗、喷淋清洗，适用于大部分器械的清洗。设备的操作按照厂家的使用说明进行。

（1）超声清洗方法：适用于金属器械、玻璃器皿等硬质材质的器械，不适宜橡胶和软塑类材质器械的清洗。

（2）喷淋清洗方法：其程序包括初洗、清洗剂清洗、漂洗（润滑）和消毒，适用于金属、塑料、橡胶、玻璃、乳胶等多类材质器械的清洗消毒。

（3）超声喷淋自动清洗机清洗方法：由单舱或4～5个清洗舱串联组成，清洗程序包括预清洗、超声波清洗、漂洗或至最终漂洗、消毒、干燥，清洗消毒温度与喷淋清洗机相同。

（4）注意事项：①超声清洗用水根据污染情况及时更换。②器械上有锈渍时必须先除锈，然后再进行机械清洗。③器械轴节必须充分打开，容器、管状类放在专用冲洗架上清洗。器械表面和管腔内必须充分接触水流。④设备清洗仓或水槽每天用后须清洗。⑤每周检查自动添加清洗剂泵管是否通畅，准确控制清洗剂用量。⑥带电源的器械不得使用浸泡清洗方法，可用沾有清洁剂的纱布或海绵进行清洁。

3. 清洗用水原则　应根据清洗方法和程序使用不同水质的水，包括自来水、软化水、去离子或蒸馏水。

（1）机械化清洗应使用软化水，最终冲洗和消毒使用去离子水。

（2）湿热消毒使用去离子水或蒸馏水。

（3）手工清洗的最后漂洗使用去离子水或蒸馏水。

4. 清洁剂与润滑剂的使用

（1）应选择器械专用清洁剂和润滑剂。

（2）器械清洗宜选用液态型清洁剂，不得使用研磨剂类产品。

（3）根据器械的种类和材质选用碱性、中性、酸性、酶类的清洁剂和润滑剂，塑料和铝质材料的器械不能使用酸性清洁剂和润滑剂。

（4）不同清洁剂不得混合使用。

（5）器械保养应用专用水溶性器械润滑剂，不能使用液状石蜡等非水溶性油类溶剂进行器械保养和润滑。

（四）物品的消毒、烘干

1. 使用热力清洗消毒机进行清洗消毒时，消毒的温度应为：中、低危险性物品与器械，90℃ 1min 以上或 A_0>600；高危险性的物品与器械，90℃ 5min 以上或 A_0>3000。

2. 未使用热力清洗消毒机的器械、物品，清洗后采用物理（湿热）消毒方法进行消毒。

3. 清洗、消毒后的器械与物品可采用机械烘干：温度 70℃～90℃。一般金属器械 15～20min. 塑胶类器械如呼吸机管路等，30～40min。

4. 不适用高温干燥的器械，可用清洁纱布擦拭干燥或采用 95％的乙醇擦拭干燥。

5. 各类器械禁止采用放置在空气中自然干燥的方法。

（五）物品的检查与包装

经过清洗、消毒、干燥处理的器械、物品，在检查包装区进行检查、包装后灭菌。

1.清洗质量检查　目测或借助放大镜检查。清洗后的器械应光洁，无残留物质，无血渍、污渍和水垢，器械表面包括关节、牙齿等处不得有锈斑。不合格器械应退回重新处理。

2.器械功能检查器械功能的完好性、灵活性、咬合性等，刀刃器械、穿刺针的锋利度等。

3.器械包的组装与摆放

（1）盘、盆、碗的器皿物品，应单个包装，包装时应打开盖子，若必须多件物品包装在一起时，所有器皿的开口应朝向同一方向；摆放时，器皿间用吸湿毛巾、纱布或医用吸水纸隔开，以利于蒸汽的穿透。

（2）需要拆卸的必须拆卸，剪刀和血管钳等轴节类器械必须撑开；管腔类物品盘绕放置，不可打折，接头的开关应打开，保持管腔通畅，以利灭菌因子接触所有物体表面。

（3）器械包重量不超过7kg，敷料包重量不超过5kg。下排气压力蒸汽灭菌的物品包装体积不得超过30cm×30cm × 25cm；预真空和脉动压力蒸汽灭菌器的物品包装体积不得超过30cm × 30cm×50cm。

4.器械的包装

（1）核对器械种类与数量，使用的包装材料应符合包装材料要求。

（2）包布层数不得少于两层，一用一洗。

（3）硬质容器（盒式）必须一用一清洗，清洗方式与器械清洗相同，使用的滤纸应一用一更换。

（4）一次性塑封包装材料，密封宽度应大于6mm，保证热封严密完整。

（5）锐器应加保护套。

5.灭菌包标识

（1）灭菌物品包必须包装严密，捆扎松紧适度，使用外用化学指示胶带贴封。

（2）灭菌包应标注物品名称、灭菌日期、失效日期、操作人员代号等。

6.灭菌物品的装载

（1）装载量：预真空压力蒸汽灭菌器的装量不得超过柜室容积90%，预真空和真空压力蒸汽灭菌器的装载量分别不得小于柜室容积的5%～10%，以防止“小装量效应”。

（2）尽量将同类物品同锅灭菌：不同类物品同锅灭菌时，纺织类物品应放置在上层，金属器械类物品放置在下层。

（3）装载时物品不要堆放，应使用专用灭菌架或篮筐：各类物品应按要求摆放，器械类包应平放，盆、盘、碗类物品应当斜放或倒立，纺织类物品应竖放，自动启闭式筛孔容器应平放，玻璃瓶等底部无孔的器皿类物品应倒立或侧放；灭菌包内容器开口应一致，以利于蒸汽进入和空气排出；灭菌包之间应间隔一定距离（≥2.5cm），以利蒸汽置换空气；物品不能接触灭菌器的内壁及门，以防止吸入冷凝水。

（4）纸塑包装的装载：应符合相应灭菌器（包括压力蒸汽灭菌器、环氧乙烷灭菌器、过氧化氢等离子灭菌器及低温甲醛灭菌器等）的使用说明中对装载的要求。

（5）记录存档：灭菌物品种类、数量、灭菌编号、锅次、灭菌程序、灭菌温度、灭菌日期、灭菌时间、操作者等并存档。

（六）物品的灭菌

应根据器械、物品的用途、性质等选择适宜的灭菌方式，并按不同灭菌器的操作规程进行操作。

1.压力蒸汽灭菌

（1）灭菌器的分类：根据排放冷空气的方式和程度不同分为下排气式压力蒸汽灭菌器和预真空压力蒸汽灭菌器。

（2）适用范围：适用于耐高温、不怕湿的医疗器械和物品的灭菌，不能用于凡士林等油类和粉剂的灭菌。

（3）灭菌操作方法：应遵循产品操作手册进行。

（4）快速压力蒸汽灭菌：适用于少量、应急物品的灭菌处理；不适宜选用此类设施进行常规灭菌。快速压力蒸汽灭菌可以分为下排气、预真空和正压排气法。操作方法应遵循产品的操作手册进行。一般灭菌时要求灭菌物品裸露；取出的物品应及时使用。

2. 干热灭菌

（1）适用范围：适用于不耐湿热、蒸汽或气体不能穿透物品的灭菌，如玻璃、油脂、粉剂和金属等制品的灭菌。

（2）灭菌操作方法：按照产品操作手册进行。灭菌温度和时间分别为：160℃，2h；170℃，1h；180℃，30min。

（3）注意事项：①玻璃器皿灭菌前应干燥；②应选择有利于热传导的包装材料；③灭菌时物品勿与灭菌器底部及腔体内壁接触；④物品包装不宜过大，不超过 10cm×10cm×20cm，安放的物品不能超过灭菌器高度的 2／3，物品间应留有充分的空间；⑤油剂、粉剂的厚度不超过 0.635cm，凡士林纱布条厚度不超过 1.3cm；⑥温度高于 170℃时，有机物会碳化，有机物品灭菌时，温度不可过高；⑦灭菌结束后要待温度降到 40℃以下方可打开灭菌器；⑧灭菌时间应从达到灭菌温度后开始计算。

3. 环氧乙烷灭菌

（1）适用范围：环氧乙烷对灭菌物品的损害轻、穿透力强，适用于包括电子仪器、光学仪器、医疗器械、内镜、透析器等不耐热、不耐湿的医用物品的灭菌处理。

（2）灭菌操作方法：环氧乙烷灭菌必须在专用环氧乙烷灭菌器内进行。具体操作方法应严格按操作手册执行。

（3）注意事项：①灭菌物品上不能有过多水分或水滴，以免影响灭菌效果；

②装载物品应使用金属篮筐或金属网架，物品之间留有空隙，灭菌物品不能接触柜壁。装载量不能超过灭菌器总体积的80%；③包装材料应选用医用皱纹纸、纸塑复合袋、通气型硬质容器等；④使用环氧乙烷灭菌注意防火、通风；⑤灭菌后物品内环氧乙烷的残留不应超过国家有关规定，无解析装置的环氧乙烷灭菌器灭菌的物品在自然通风的条件下放置至规定时间后方可使用；⑥环氧乙烷不适用于食品、液体、油脂类和粉剂类的灭菌；⑦每年应对灭菌环境进行环氧乙烷浓度的监测。

4.过氧化氢等离子体灭菌

（1）适用范围：适用于不耐热、不耐湿的医疗器材灭菌。如各种内镜、金属器械、玻璃和陶瓷制品等灭菌。不可用于植入物的灭菌。

（2）灭菌操作方法：过氧化氢等离子体灭菌必须在专用的过氧化氢等离子体灭菌器内进行。具体操作方法应严格按照操作手册执行。

（3）注意事项：①灭菌物品必须充分干燥，使用专用包装材料和容器；②灭菌物品中不可有植物性纤维材质，包括纸、海绵、棉布、木质类、油类、粉剂类等；③不锈钢材质的管腔长度≤5cm、直径≥1mm；聚乙烯和聚四氟乙烯材料长度≤2m、直径≥1mm。当物品长度1～2m，直径1～5mm时，需使用增强剂；④装载时塑面须朝向一个方向；灭菌物品不得接触灭菌腔内壁，灭菌物品装载高度距腔体顶端8cm；⑤每次灭菌循环应装不同类物品混放，不能只放金属类物品。

5.低温甲醛蒸汽灭菌

（1）适用范围：适用于对热敏感、易腐蚀的医疗用品的灭菌。

（2）灭菌方法：低温甲醛灭菌必须在专用的低温甲醛灭菌器内进行。具体操作方法应严格按照操作手册执行。

（3）注意事项：

1）使用甲醛灭菌时，必须在甲醛灭菌器中进行，不可用自然挥发法。

2）灭菌器必须有可靠的密闭性能，灭菌过程中不得有甲醛气体溢出。

3）温度和湿度对灭菌效果影响较大，应保持恒定的相对湿度和温度。

4）包装材料不宜用聚乙烯膜、玻璃纸，因甲醛难以穿透。

5）灭菌物品应摊开放置，中间应留有一定间隙，物体表面应尽量暴露，以便甲醛气体有效地与之接触。

6）灭菌后必须去除残留甲醛气体，可用抽气通风或用氨水中和法。

第二节　手术室的感染管理

一、手术室环境管理

（一）布局

1.区域划分　符合功能流程和洁污分开原则。手术室分为污染区、清洁区、无菌区，区域间标志明确，空气流向由洁到污。洁净手术部分为洁净区与非洁净区，两区之间设缓冲室或传递窗。

2.通道　应符合便于疏散、功能流程简捷、洁污分明的原则。

（1）单通道：应具备污物可就地消毒和包装的条件。

（2）双通道：洁污分开各行其道。

（3）多通道：具备对人和物均可分流的条件。中间通道一般为洁净走廊，外廊宜为清洁走廊。

（二）空气净化与消毒

1.空气净化　手术室的空气净化常采用空气过滤净化系统来控制空气中细菌的含量。空气过滤器根据滤尘（或菌）效率的大小，将其分为初效过滤器、中效过滤器、亚高效和高效过滤器，使用时根据不同要求，采用相应等级的过滤器。

2.空气消毒　对未采用过滤净化系统进行消毒与净化的手术室，可采用下述方法进行消毒。

（1）循环风紫外线消毒器：循环风紫外线消毒器由高强度紫外线灯和过滤系统组成，可以有效地过滤空气中的尘埃，并可将进入消毒器的空气中的微生物杀死。按产品说明书安装消毒器，开机 30min 后可达到消毒要求，以后每过 15min 开机 1 次，消毒 15min，一直反复开机，关机循环至预定时间，此机采用低臭氧紫外线灯制备消毒环境中臭氧浓度低于 0.2mg / m^3，对人安全，故可在有人的房间内进行消毒。

（2）静电吸附式空气消毒器：静电吸附式空气消毒器采用静电吸附原理，加以过滤系统，不仅可过滤和吸附空气中带菌的尘埃，也可吸附微生物，在一个 20～30m^2 的房间内，使用一台大型静电式空气消毒器，消毒 30min 后，应达到国家卫生标准。可用于有人条件下室内的空气消毒。

不管是哪一个种类的空气消毒器，所用消毒器的循环风量（m^3 / h）必须是房间体积的 8 倍以上。

（3）如选用其他消毒方法，必须遵守可连续消毒且对人无毒无害的原则。

（4）药物熏蒸或喷雾消毒：

1)过氧乙酸:将过氧乙酸稀释成 0.5%～1.0%水溶液,加热蒸发,在 60%～80%相对湿度，室温下，过氧乙酸用量按 1～3g / m^3 计算，熏蒸时间 2h。

2）复方过氧化氢：复方过氧化氢空气消毒剂以过氧化氢为主要成分，配以增效剂和稳定剂等，一般用量按过氧化氢 50mg / m^3 计算，采用喷雾法，在相对湿度 60%～80%，室温下作用 30min。

药物熏蒸或喷雾消毒法消毒时室内不能有人，因而只能用于终末消毒。

（三）日常管理

1. 手术室应设无菌手术间、一般手术间、隔离手术间；每一手术间放置一张手术台。无菌手术与污染手术分室进行，无条件时应先行无菌手术，后做污染手术，两台之间应做好环境净化和清洁消毒。

2. 手术室入口处洁污交替区域要有隔离带，接送病人应采用双车法或使用交换车。

3. 手术间只允许设置必要的器械和物品，如手术床、无影灯、器械桌、麻醉机等设施。

4. 隔离病人手术通知单上应注明隔离种类和感染诊断，在隔离手术间进行手术，严格隔离管理。

5. 手术时手术间的门窗应严密关闭，严防污染空气进入。接台手术时，两台之间应做好环境净化与消毒。

6. 落实“一日三清洁、三消毒”制度，即术前、术后清洁消毒及每日全部手术结束后清洁消毒。每周对手术间内四壁进行彻底清洁一次，每月对全室进行卫生大清扫一次，二类环境手术室每月封闭消毒一次。

二、人员管理

（一）工作人员管理

1. 由工作人员通道进入，先更换鞋一进入清洁区一更衣、戴口罩、帽子一进入手术区域。帽子应将头发全部盖住，口罩应覆盖整个口鼻部，手术衣裤以不脱纤维、不落尘的材料为宜。外出接送病人，须更换外出衣、帽及外出鞋。

2. 人员的频繁流动，会将大量的细菌带入手术间，因而手术间内应严格控制人流量，非手术者进入内。禁止患病工作人员参与手术。

3. 认真按外科刷手程序进行，严格遵守消毒灭菌制度和无菌技术操作规程。接台手术人员在两台之间要严格实行刷手、消毒手臂，更换无菌手术衣、手套。

4. 工作人员在手术过程中尽量减少活动，尤其避免大声说话、交谈、打喷嚏等，保持室内肃静和整洁。

5. 每月对医务人员手进行微生物学监测，结果符合卫生学标准。

（二）无菌操作管理

1. 打开无菌包前先检查无菌包的灭菌标识、有效期及包装是否完整，一次性灭菌物品及气体灭菌物品使用之前应检查小包装有无破损、失效及产品有无不洁净。

2_铺在台上的夹层包布向四周下垂，下垂部分 30cm 以内视为相对无菌区。无菌台面铺有四层以上的无菌单，刷手护士移动无菌台时不可手握边栏，巡回护士移动无菌台时不可手握下垂台布。

3. 手术开始后，无菌台上的一切物品不得再用于另一手术或作他用。已铺好的无菌台若 4h 未用，应重新做灭菌处理。

4. 无菌台上摆放的无菌器具、敷料等不可伸出台缘外。湿纱布、敷料应放在无菌弯盘内、不可直接放在无菌台上。弄湿了的手术衣、巾应视为已被污染，立即更换。

5. 手术进行中，所有工作人员均要严格执行无菌技术操作常规。手术人员的脐平面以下，肩部以上，背部均视为有菌区，手术器械触碰以上位置后即视为污染，必须立即更换。手术时间内不得做与本次手术无关的任何活动。

6. 手术人员有必要调换位置，应稍离开手术台，背对背地进行互换，并注意不得污染手臂及无菌区域。

7. 凡已打开放在无菌台上的备用物品，不论使用与否，均不得重新放回无菌容器里，必须重新灭菌后才能再使用。器械护士不得从患者身后传递器械，巡回护士不可用手超过无菌台传递物品。

8. 手术中用过的器械要及时擦净血迹，以减少细菌污染增生。无菌台上备用的器械盖以无菌巾（特别是时间比较长的大手术），以减少灰尘污染。手术中已应用的切开胃肠腔等的刀剪应视为已污染，必须与其他器械分开，单独放置和处理。

9. 手术开始后通向室外的正门不再开启。手术的人员应避免不必要的活动，手术的参观者要与手术区保持 30～40cm 以上的距离。给手术者擦汗时，术者的头部应转向侧面并用湿毛巾擦。

10. 手术者手套破损时应立即更换，凡怀疑物品器械被污染时，应立即更换。

11.为缩短手术时间，手术器械和用具应使术者得心应手。在仔细操作的基础上，手术完成得愈快愈好，因为手术后感染的发生率与手术暴露的时间密切相关。

（三）病员管理

1.进入手术室前应脱去鞋、袜，换穿清洁衣裤。

2.尽量减少病人在手术台上的翻动，需要翻动时应尽量轻柔，以免带菌漂浮物沉降在手术区域。

3.手术前护士应仔细检查病人术野皮肤是否清洁，有无疖肿、红肿及皮肤损伤，一旦发现，及时与手术医师研究补救措施，必要时延期手术，以防术后感染扩散。

三、物品的消毒灭菌及管理

（一）术后物品的处理

1.器械处理原则尽快清洁，就地密闭运送处理。清洗原则及处理程序：详见《供应室感染控制》物品清洗一节内容。

器械的初步消毒，一般感染用500～1000mg/L有效氯溶液浸泡30min；乙肝、艾滋病毒、气性坏疽、破伤风等感染用1000～2000mg/L有效氯溶液浸泡30min。

2.敷料普通手术用物就地密闭打包运送处理，可回收敷料送洗衣房处理，不可回收敷料按医疗废物处理；特殊感染手术用物先消毒后再按普通用物处理。

3.其他物品　用500～1000mg/L有效氯溶液擦拭。特殊感染手术后所有物品分别浸泡于消毒液内或密闭熏蒸消毒后，再行分类消毒或灭菌处理。

4.注意事项器械初步消毒后应尽快送供应室高压灭菌，以免再污染；清除污染前后的器械及盛装容器和运送工具，必须严格区分，并有明显标志，不得混用；盛装器械的容器和运送工具应每日清洗消毒，遇污染立即消毒。

5.用过不可回收的物品按医疗废物分类处置。

（二）物品的灭菌方法

根据物品的性质选择不同的灭菌方法。

（1）金属手术器械的灭菌：首选压力蒸汽灭菌。

（2）手术缝线的灭菌：可采用环氧乙烷等低温灭菌法，对 1 号丝线等张力较高的非吸收型手术缝线，可采用快速压力蒸汽灭菌。

（3）不耐热手术用品的灭菌：近年来大量高分子材料被作为手术用品广泛应用于手术，包括心脏起搏器、人工心肺机、人工瓣膜、整复手术材料、外科手术刀具、麻醉器材、各种导管内镜等，这类用品不能采用热力灭菌，只能用冷灭菌方法和化学灭菌处理，可采用环氧乙烷灭菌、等离子体、戊二醛等方法灭菌。

（4）手术敷料的灭菌：除不宜用于湿热灭菌的敷料外，手术敷料首选压力蒸汽灭菌；对凡士林纱布、纱条的灭菌，采用干热灭菌，厚度不超过 1.3cm，温度 160℃，2h。

（三）物品的管理

1. 无菌物品与非无菌物品严格分开放置，并注有醒目标志以免混淆。

2. 无菌物品的外包装要有灭菌标识和有效期。

无菌物品必须存放于无菌敷料间，按消毒日期先后顺序排列放置，按先后日期取用，专人负责。储存有效期：压力蒸汽灭菌棉布类包装的物品在温度 25℃以下 10～14d，炎热潮湿季节缩短天数为 7d，其他包装材料和灭菌方式的物品根据使用说明。超过灭菌有效期的物品必须重新灭菌后方可使用。

3. 一次性无菌物品存放于阴凉干燥、通风良好的物架上，距地面 20cm 以上，距墙壁 5cm 以上。外包装不应进入吴俊文。

4. 无菌持物钳（罐）采用压力蒸汽灭菌，每台手术用一套经灭菌的干燥持物钳（罐），如手术时间超过 6h，应重新更换。

5. 洗手刷一用一灭菌。

6. 每月对灭菌器材、灭菌物品及使用中消毒剂进行微生物学监测，并符合卫生学标准。

四、隔离手术间的管理

对传染性疾病及特殊感染患者的手术，应在隔离手术间进行。特殊感染目前在临床上通常指三类疾病，一类是破伤风和气性坏疽等革兰阳性厌氧芽孢菌的感染，二是炭疽杆菌引起的感染，三是近年来不断增多的乙型肝炎、丙型肝炎、艾滋病毒感染患者，这三类患者的手术应在隔离手术间进行。

1. 凡需进入隔离手术室的手术，手术通知单应注明隔离种类和感染诊断。

2. 隔离手术问的设置应远离其他手术问，距手术室入口较近处。室内设备力求简洁实用，并挂有隔离标志。

3. 隔离手术间专人配合，谢绝参观和实习。

4. 参加手术人员要有明确分工，避免混乱。室内配合人员需穿隔离衣、戴手套。手术人员需戴双层手套，手术用具如手术衣、手术单、注射用具等尽可能使用一次性物品。

5. 手术间备有浸泡消毒物品及消毒手的消毒液。手术完毕工作人员离开手术间前要用消毒液泡手，脱去污染衣物，在门口换清洁鞋方能外出。

6. 术后器械和物品双消毒，手术后将一切污染物品分别泡于消毒液内进行初消，或置于室内密闭熏蒸消毒后再分类消毒或灭菌处理。

7. 手术问地面及 1m 以下墙壁、手术台、器械车等物品均用消毒液擦洗，手术问内所有物品及环境严格终末消毒。

五. 洁净手术室的感染管理

1. 洁净区域的布局应当符合功能流程合理和洁污区域分开的原则。各区域设有缓冲区，并设有明显标识，各区域的门应当保持关闭状态，不可同时打开出、入门。

2. 洁净区域的环境卫生管理

（1）手术间的墙体表面、地面和各种设施、仪器设备的表面，应当在每日开始手术前和手术结束后进行湿式擦拭方法的清洁、消毒，墙体表面的擦拭高度为2～2.5m。未经清洁、消毒的手术刀不得连续使用。

（2）其他区域的设施、设备的表面及地面，用湿式擦拭方法进行清洁、消毒，每日一次；墙体表面的擦拭每周一次。

（3）不同区域及不同级别净化手术间的清洁、消毒物品应分开使用。用于清洁、消毒的拖布、抹布应当是不易掉纤维的织物材料。

3.进入洁净区域的新设备或者因需要外带的仪器、设备，应当对其进行检查、清洁处理后方可进入和使用；进入洁净区域的物品、药品应当拆除其外包装后进行存放，设施、设备应当进行表面的清洁处理。

4.进入洁净区域的人员应当严格按照不同区域的规定更换其各自专用的工作衣、鞋帽、口罩。工作衣帽应选择产尘少的面料。

5.在洁净区域的工作人员和实施手术或诊疗操作的医务人员应当严格遵守无菌技术操作规程；无菌技术操作应在气流的上风侧进行，有对空气产生污染的操作选择在回风口侧进行。

6.洁净区域温度应在20℃～25℃；相对湿度为40%～60%；噪声为40～50分贝；洁净手术室在手术中应保持正压状态，洁净区对非洁净区的静压差为10Pa；

7.洁净手术部净化系统的使用管理

（1）洁净手术间的净化空调系统应当在手术前30min开启，手术结束后30min关闭。洁净手术部的净化空调系统应当连续运行，直至清洁、消毒工作完成。

(2)Ⅰ～Ⅱ级（百级、千级）用房的运转时间为清洁、消毒完成后再净化20min。

(3)Ⅲ～Ⅳ级（万级、10万～30万级）用房的运转时间为清洁、消毒完成后再净化30min。

8.负压区域净化系统的使用管理

(1)负压手术室每次手术结束后应当进行负压持续运转15min后再进行清洁擦拭，达到自净要求方可进行下一个手术。

(2)过滤致病气溶胶的排风过滤器应当每半年更换一次。

9.消毒气体、麻醉废气的控制排放，应当利用单独系统或与送风系统连锁的装置。

10.空气净化设备的管理

(1)洁净区域每周定期对设备层的新风机组设备进行彻底清洁，每两周对净化机组设备进行彻底清洁，并进行记录；由科室与设备管理机构进行协调，督促检查落实。

(2)对洁净区域内的非阻漏式孔板、格栅、丝网等送风口，应定期进行清洁。

(3)对洁净区域内回风口格栅应当使用竖向栅条，手术室每天擦拭清洁1次，对滤料层应按照过滤器更换周期的规定更换。

(4)空气净化系统的送风末端装置应当保证密闭，不泄漏。

(5)负压手术室和产生致病性气溶胶的房间应设置独立的空气净化系统，并且排风口安装高效过滤器。

(6)排放有致病气溶胶的风口应采用密闭装置。

11.洁净区域的监测

(1)每天对净化自控系统进行监控并记录，发现问题及时解决。

(2)每月对非洁净区域局部净化送、回风口设备进行清洁状况的检查，发现问题及时解决。

(3)每月对各级别洁净手术部手术室至少进行1d静态空气净化效果的沉降菌监测并记录；监测结果应符合环境污染控制指标。

(4)每半年进行一次尘埃粒子的监测,监控高效过滤器的使用状况并记录;由科室督促检查落实。

(5)每半年对洁净区域的正负压力进行监测并记录;由科室督促检查落实。

六、麻醉操作的感染管理

1.麻醉人员应严格遵守手术室感染控制的相关规章制度。

2.麻醉操作前认真洗手，必要时用消毒液刷手并戴无菌手套，严格执行各项无菌操作规定。

3.麻醉车台面应相对区分清洁区与污染区，备用无菌物品及药品应放在铺有无菌治疗巾的治疗盘内，治疗盘应保持整洁，无菌巾每日更换。

4.麻醉监测系统、麻醉机及其他相关设备的表面应保持清洁。所有物品及设备使用后必须按规定进行清洗、消毒和灭菌。清洗时应将器械的关节打开，有管腔的器械应特别注意管腔内的冲洗，清洗、包装、干燥均要有一定的区域划分。

5.接触病人的物品应一人一用一消毒或灭菌。耐高压、高温的物品应采用高压灭菌；畏湿、怕热物品采用等离子体或化学消毒剂灭菌或消毒。

6.气管内插管、吸痰管等最好一次性使用，重复使用的气管插管使用后应彻底清洗，再进行消毒或灭菌。

7.鼻导管、面罩等物品如需重复使用，应在每次使用后用250mg／L的含氯消毒液浸泡30min，再用无菌溶液冲洗后悬挂晾干，存放于清洁柜内备用。

8.麻醉机、呼吸机管道（螺纹管）使用后应先清洁，再行等离子体灭菌备用。

9.喉镜使用后，先彻底清洁，再用酒精或碘酒擦拭消毒备用。

10.气管内润滑剂应分装在小型灭菌容器内，每一份仅给一位患者使用一次，多余的应视为被污染。

11.遇特殊感染患者，麻醉人员应配合实施各项必要的隔离技术。使用过的所有物品均应做到双消毒或灭菌，即消毒（含氯消毒液浸泡）一清洗一消毒或灭菌。

12.呼吸道感染患者使用的各种呼吸导管、螺纹管、贮气囊等先用1000mg／L的含氯消毒液浸泡30min，清洗后再行等离子体灭菌。

13.特殊呼吸道感染患者使用后的麻醉机，将碱石灰倒净，并在密闭容器中用环氧乙烷消毒10h后取出备用。

第三节　ICU的感染管理

一、环境管理

（一）布局设施

1.ICU应设在环境清洁，相对独立的区域，外科ICU应处于离手术室较近的地方。

2.ICU内部应设医护人员工作室、治疗室，有条件设消毒室或处置室。治疗室（区）和监护区应分开，区域间有实际屏障。每区应设流动水洗手设施，消毒设施。水龙头应为脚踏式或感应式开关。

3.监护区每张床使用面积不应小于9.5m^2，每床之间应设屏风或拉帘相隔。根据床位数设置一定数量的隔离间。

4.病人的安置应感染病人与非感染病人分开，特殊感染病人单独安置。

（二）环境要求与消毒

1.ICU内应保持整洁安静、空气流通，室温在20℃～22℃，相对湿度50%～60%。有　净化装置者持续进行空气净化，无净化装置者，用动态空气消毒机进行空气消毒，每日2次。定期进行空气监测并符合要求。

2.地面无明显血迹及污物污染时采用湿式清扫，如有污染随时用含氯消毒液擦拭消毒。病房、厕所、治疗室和换药室的拖布应分开固定使用，用后清洗消毒悬挂晾干备用。

3. ICU 内的门窗、桌、椅及各种设备、物品表面，每日用清洁抹布擦拭 2 次。物体表面受到病原体污染时，须立即消毒处理，用含氯消毒液擦拭及喷洒。

4. 扫床要做到一床一毛巾，床头桌要做到一桌一抹布，根据病人情况及时更换被褥、衣裤。

5. 加强终末消毒，每周对室内彻底打扫一次。患者转出后，用含氯消毒液擦拭床、桌、椅，更换床单、被褥等，用三氧消毒机或紫外线对床单位进行消毒。

6. 有净化装置的 ICU 环境管理执行洁净区域的管理要求。

7. 治疗室、处置室分别按治疗室、处置室（换药室）的管理规定进行管理。

二、人员管理

1. 工作人员进入工作区应换鞋、更衣，穿着 ICU 专用工作服，一旦污染或打湿应随时更换。

2. 尽量减少人员流动，严格控制入室人员。会诊者入室前应穿隔离衣，工作人员离室外出时应脱去专用着装，更换外出衣。

3. 工作人员发生感冒、肠炎或皮肤炎症等感染性疾病时，应暂时调离重症监护病房。

4. 严格执行无菌操作规程，在进行各项操作时均应戴帽子和口罩。

5. 坚持洗手制度，进行无菌操作前及接触每一位病人前后均应认真洗手，或用速干手消毒剂进行手消毒，定期进行手的监测。

6. 为了保护病人和工作人员双方，在进行呼吸道处理（如吸痰或清理口腔）、伤口换药、留置导尿病人清洁会阴护理、灌肠等操作时，均应戴手套（一次性使用），而且不可与清扫病室、更换床单等工作同时进行。操作后应脱去手套立即认真洗手，严禁戴手套护理完一个病人后再去为另一病人进行护理。

7. 严格探视制度，控制探视人员，如需要探视，探视者必须戴口罩、穿鞋套。

8. 特殊感染或高度耐药菌感染的病人，严格消毒隔离措施。

三、物品的消毒灭菌与管理

1. 清洁物品与污染物品分开放置。无菌物品放置无菌柜内，按照无菌物品管理规定进行管理。

2. 重复使用的物品，使用后用含氯消毒液浸泡后，按清洗程序清洗后根据需要进行压力蒸汽灭菌或环氧乙烷气体灭菌，并进行灭菌效果监测。多种导管，如导尿管和吸痰管不能共同浸泡在一个消毒液容器中。

3. 送洗物分为被血、分泌物污染的物品和未被血、分泌物污染的物品，要求分开放置，分开清洗。

4. 每个床单位所用的血压计、听诊器、床头物品、供氧装置和简易呼吸器等，不可与别的床单位交叉使用。病人转出后，这些用具必须经过清洗、消毒后才可给他人使用。可采用含氯消毒液浸泡消毒或清洗晾干后送供应室消毒或灭菌。

5. 呼吸机的螺纹管、湿化器、接头、面罩等可拆卸部分应定期（48～72h）更换，更换时要防止冷凝水倒流。用后应置于含氯消毒液中浸泡 30min 后无菌水冲洗晾干，也可用 0.2%过氧乙酸浸泡 30～60min 消毒。有条件者可送供应室等离子体灭菌。浸泡、消毒、晾干时应避免污染。

6. 雾化面罩、管道专人固定使用，每日消毒一次。氧气湿化瓶每日消毒，放灭菌蒸馏水。湿化瓶终末消毒后，干燥保存。

7. 各种深、浅静脉留置导管每日消毒、更换敷料，做好局部护理。对气管切开者应设专项护理盘，每日更换消毒。

8. 每日进行皮肤清洁护理、口腔护理。

9. 医疗废弃物按医疗废物的要求进行分类收集、处置。

第四节 产房的感染管理

一、环境管理

（一）布局

1. 产房应与手术室、产科病房和新生儿室相邻近。环境清洁、安静、通风、采光条件好。

2. 产房内的布局与手术室相同，严格划分无菌区、清洁区、污染区，各区域之间标识明确。厂房最好设双走廊，实施清洁与污染分流处理。

（1）污染区：包括洗澡更衣室、卫生间、换鞋及推车转换处、污物间、产妇接收区。

（2）清洁区：设置办公室、待产室、敷料准备室、器械室等，洗手间、隔离待产室。

（3）无菌区：包括分娩室、隔离分娩室及无菌物品存放室等。

3. 各区之间用门隔开，或设立明显的分界标志。一个分娩室内最多设两张产床，每张产床使用面积应不少于 16㎡。

4. 设隔离待产室（床）、隔离分娩室（床）。

5. 有条件的医院也可设家庭式产房，即待产、分娩于同一室，每位产妇一室，可由其丈夫陪产。

（二）环境与设施

1. 保持室内整洁，空气新鲜、无污染。有条件的可配备空气净化装置。产房温度应保持在 22℃～24℃；湿度以 60%～65%为宜。

2. 刷（洗）手间应处在两个分娩室之间，内设洗手池，冷、热水龙头（应采用脚踏式、肘式或感应式开关），无菌毛刷，刷手液和计时钟表等。

（三）环境的清洁卫生

1. 产房各室应建立严格的清洁卫生制度。每周彻底清洁卫生一次，要求达到环境整洁、无污染源、无卫生死角。

2. 保持室内空气流通新鲜，每日通风，手术或助产前、后消毒室内空气，可采用紫外线照射、空气净化装置进行空气消毒。每月进行一次环境监测。

3. 地面清洁每日手术前、后及两台手术或助产之间，用清洁拖布拖擦地面。若有血迹或污染，必须立即以含氯消毒液擦拭干净。拖布按照划分区域固定使用，不得混用。用后悬挂晾干备用。

4. 每日手术或助产前、后，用清洁湿抹布擦拭桌子、仪器和手术治疗台的表面。如有污染时用浸有消毒液的抹布擦拭。床单位每日用含氯消毒剂擦拭。

5. 隔离待产室及隔离分娩室使用后，物品及其环境进行终末消毒后再按常规处理。

二、人员管理

1. 产房工作人员必须树立严肃认真的工作态度，严格的无菌观念，认真执行各项技术操作规程和质量标准。医护人员应熟悉各种消毒、灭菌方法。

2. 工作人员、进入产房人员必须更换产房专用鞋，戴好帽子、口罩。离开产房时，应脱去产房专用着装，或更换外出衣和外出鞋，再进入时必须穿戴新的着装。产妇进入分娩室应换衣、裤、鞋。

3. 手术或助产中，避免或减少人员活动和进出。限制参观、实习人员，减少人员流动。

4. 患呼吸道感染性疾病或皮肤有伤口者不得入内，防止交叉感染。

5. 家庭式产房应严格把好入室关；教会家属有关消毒、隔离事项，尤其进室前洗手、更衣、换鞋，必要时戴帽子、口罩；有外伤或感染性疾病者不可进入产房。

6. 待产者常规检查应包括肝功、艾滋病抗体，如果发现乙型肝炎表面抗原阳性和 HIV 阳性患者，须进行隔离，凡患有传染病的妇女，按隔离患者处理。

7. 定期检查产房工作人员和鼻腔的带菌情况，发现有耐药菌携带者，应暂时调离岗位。

8. 患有皮肤疾患和传染性疾病的工作人员不得与婴儿接触。

9. 收集及清洗器具时，应穿专用的工作服及戴手套，防止被血污染。

三、物品的消毒隔离管理

1. 无菌物品按照无菌物品管理规定进行管理与放置。无菌包在使用前，必须检查包装，有效日期和灭菌指示标志。灭菌后的物品必须在有效期内使用。产包一经打开，超过 4h 即视为污染，须重新灭菌。

2. 床及产床每次使用后必须更换床上物品，清洗、消毒后备用。

3. 产妇、工作人员的拖鞋应每日洗刷、消毒。

4. 各类物品包括体温计、给氧系统、指甲剪、器具盒等，均应按常规进行清洁、消毒。

5. 可重复使用的新生儿复苏设备，每次使用后均应进行消毒或灭菌。

6. 吸引器、吸引瓶及吸引管等用后应消毒、清洗、再消毒。

7. 氧气湿化瓶使用后进行终末消毒，并干燥保存备用，每次使用前再加入无菌蒸馏水。

四、助产和手术中预防医院感染的措施

1. 严格执行各种无菌技术操作规程和安全管理制度。

2. 助产或手术前，应严格刷手或用免刷消毒液擦洗双手及双臂，手套被刺破及处理脐带和缝合伤口前，应更换新的无菌手套。有条件的戴防护眼镜。

3. 助产使用的器械应视为是相对污染的，必须与处理脐带的器械分开使用。严禁用侧切剪刀处理脐带。

4. 处理脐带前必须用消毒液纱球擦手；缝合侧切伤口前应更换无菌手套；脐带残端消毒后应用石炭酸烧灼，以预防感染。

5. 剪刀、针头等锐器应远离新生儿，或用治疗巾覆盖，防止误伤新生儿。

6. 羊水有臭味或疑有宫腔感染时，应立即留取培养，以便指导产后或术后抗生素的使用。

7. 及时清理新生儿的口腔和上呼吸道内吸入物，防止吸入性肺炎。

五、隔离孕产妇的感染控制

1. 凡患有或疑有传染性疾病，如 HBsAg 阳性及肝功能异常、沙门菌感染、单纯性水痘、风疹、有化脓性感染灶的产妇，均应收入隔离待产室（床）待产，在隔离分娩室分娩，并按隔离技术规程护理和助产。

2. 一切器具、物品单独固定使用。分娩后用过的所有器具，均应用含氯消毒液浸泡后再清洗，打包、灭菌。布类物品均须装入隔离污物袋内，消毒处理后再清洗。

3. 废弃物按医疗废物分类收集、处置并双袋法包扎。

4. 断脐后的新生儿应用无菌巾保护，并直接送隔离婴儿室或母婴同室隔离处理。新生儿可注射免疫球蛋白阻断感染，并按新生儿计划免疫进行免疫注射。

5. 产妇离开隔离分娩室或手术室后，必须用消毒液擦拭室内物体表面和地面，并进行室内空气消毒，然后通风。如遇有强的致病微生物感染的产妇，应严格进行终末消毒，并进行细菌学检测，达到要求后方可使用。

第五节　新生儿室的感染管理

一、环境管理

1. 新生儿室应相对独立，且位于医院相对清洁区域，通风采光条件好，室内温度应维持在 22℃～26℃，湿度保持在 55%~56%。

2. 新生儿室应设置普通新生儿室、重症监护新生儿室、隔离新生儿室、浴室、配奶室、治疗室等，各区域之间应布局合理，便于区间管理。

3. 室内建筑材料应选用防滑、便于清扫的材料，应设双层玻璃，内壁及天花板应无裂隙，且不易落尘。

4. 床间距最少应保持 60cm 以上，每张婴儿床单位占地面积不少于 $3m^2$，新生儿重症监护室每床的使用面积以 6.0～$6.5m^2$ 为宜，房间不宜收治过多新生儿。

5. 新生儿室应设淋浴设备，洗澡水应为无菌水，新生儿淋浴用具应每人一套。澡盆必须一用一消毒。浴室应注意通风，相对湿度不超过 70%，浴巾应灭菌后使用。

6. 各室应设洗手设备，水龙头应采用肘、脚、感应式开关，肥皂应保持干燥或用洗手液，擦手用的毛巾应为灭菌后的小毛巾或纸巾。

7. 环境应清洁卫生，建立严格的卫生清洁制度，地面、墙壁、物体表面以清水擦洗为主，遇病原体污染时，采用含氯消毒液或乙醇擦拭，尽量减少使用有刺激性气味的清洁剂或消毒剂。

8. 配奶室的布局设施配奶室应设于新生儿室的清洁区内，室内有专门洗刷奶具的冷、热水及专用水池、电冰箱、奶具存放柜、配奶台及奶具加热消毒设施，室内应严格区分清洁区、污染区，不得交叉使用。

9. 配奶室的清洁卫生工具固定专用，每日擦拭表面、地面，要特别注意配奶台抹布应固定专用，不可与污染物混用。

二、人员管理

1. 患有皮肤化脓及其他感染性疾病（如急性呼吸道感染、非特异性发热、开放性或引流性的皮肤病变、活动性疱疹病毒感染等）者不应在新生儿室工作。新调入新生儿室的工作人员应查肝功，若发现丙型肝炎及肝炎病毒携带者均不应在该室工作。

2. 工作人员应每年做一次健康检查，必要时做鼻和咽拭子培养，定期做粪便培养，其中包括配奶员和卫生清洁人员，发现传染病者应调离新生儿室。

3. 工作人员入室前应穿专用鞋，着柔软、清洁或经消毒的工作服，戴帽子，洗手。工作服一经污染，立即更换，在条件允许情况下，工作服可每日更换一次。在做护理、治疗操作、喂奶、检查新生儿时，必须戴口罩。

4. 配奶人员进入配奶室前应洗净双手，着配奶室专用装、戴帽，头发不得外露，戴袖套，配奶时再次洗手，戴口罩进行配奶操作。

5. 限制人员出入，只允许与新生儿医疗护理直接有关的人员进入，如经治医生、护士和卫生员，以及有关检验、会诊人员，所有人员入室前应严格执行洗手和更衣制度。

6. 探视新生儿应隔窗进行。若需探视重症监护室新生儿时，要求更换无菌衣和鞋、进行认真洗手、戴口罩，并限制探视时间。

三、物品管理

1. 保温箱每周用消毒液擦拭或紫外线照射消毒，用后进行终末消毒，消毒时，能拆下的部分应拆下进行消毒和擦洗。感染症患儿用过的保温箱应熏蒸消毒。

2. 保温箱内水槽的水和干湿度表的水，每日更换一次，采用灭菌蒸馏水。有的学者不主张在水槽内加水，通过静脉补液和口吸取等途径补充患儿所需的水分。

3. 新生儿所用毛巾、浴巾、衣服、被子、毯子等应选用易于消毒和灭菌的棉制品，做到一人一用一消毒。

4. 一次性使用尿布、衣服等应按一次性物品管理。把好购入关，严防伪劣产品。

5. 尿布和衣物用后切忌随意抛落到地面上，以避免尿布污染地面，应集中于污物袋内，污物袋应及时更换。

6. 配乳器具管理中，配奶用具应一人一用一灭菌，配奶用具如漏斗、奶勺、容器等，用后应立即在洗涤剂中充分刷洗、冲净，并经压力蒸汽灭菌；灭菌后要妥善保存。并保证在有效期内使用；

7. 牛奶应在冷藏设备中保管，并按时间的先后顺序使用，所需的奶应按需临时调配，以防牛奶变质，在喂前要进行有效灭菌，如煮沸或压力蒸汽灭菌。

8.新生儿奶瓶，奶嘴应一人一用一消毒。喂奶时颈下垫的小毛巾，应做到一次一换一消毒，用后的小毛巾应清洗晾干、消毒备用，严禁使用尿布或其他物品代替。

四、预防感染的护理

1.严格执行一人一针一管一用一消毒一洗手制度。

2.在胎脂消失、脐带脱落后，新生儿（危重患儿除外）应每日洗澡一次，沐浴台和洗澡池应进行有效消毒，工作人员清洗并消毒双手，面巾与浴巾分开使用，使用无刺激性肥皂，勿使水进入新生儿口腔、眼和耳，并要彻底冲洗身上的皂液，用柔软毛巾吸干水分，在所有皮肤皱褶处应用经过灭菌的爽身粉均匀扑粉，这亦是预防新生儿脓疱病的重要措施。

3.每日对脐带做常规处理，可用75%酒精涂于断面，消毒干燥后再用95%酒精涂擦，以保持局部干燥。包扎脐带的纱布要保持无菌和干燥，若发生污染应及时更换。

4.接触新生儿眼部前后应认真洗手，先用无菌生理盐水棉签擦拭双眼，再滴眼药水，最好一名新生儿专用一支，并采用不接触的操作方法滴眼。若发现眼部有脓性分泌物时，应采样做细菌培养，并采取相应的隔离护理措施。

5.应选用透明带盖易于消毒的塑料杯做采奶容器，采奶前工作人员要认真洗手，并洗净产妇的奶头，用手挤压采奶，采集杯中加盖并贴好标签，注明收集日期、时间及第几天的母乳，并置于4cC冰箱内储存，保存期为24～48h，喂奶前重新复温。如采集奶供给自身婴儿，则一般不用消毒，但必须严格无菌操作，并限24h内喂养。

6.配奶时严禁用手直接拿奶具，应用灭菌后的干燥持物钳夹取奶具。

7.新生儿的治疗和护理操作台应专用，每日护理后清洁台面，更换台布。

8.新生儿出院后，对其床单位应做好终末消毒。换下的布类、浴巾等必须装入专用污衣袋内，送洗衣班专锅清洗，并经消毒和测 pH 为中性后方可使用，必要时进行灭菌处理。

五、新生儿隔离室的感染预防

凡是产妇患有感染性疾病，如痢疾、丙型肝炎、性病等，其新生儿应送入隔离室观察、护理；凡是新生儿患有传染性疾病，如沙门菌感染、柯萨奇病毒感染、金黄色葡萄球菌感染、流行性感冒、肺炎、渗出性化脓性皮肤感染等均应予以隔离治疗和护理。为防止交叉感染，必须采取以下措施：

1. 工作人员进入新生儿隔离室，必须穿戴隔离衣、帽子、口罩，一切护理操作均应按隔离要求。

2. 室内一切物品、器具必须专用，单独消毒灭菌。

3. 对患有霉菌性阴道炎产妇的新生儿，每次喂奶后应于其口腔内滴制霉菌素液两滴。

4. 喂奶后用具均应先用含氯消毒剂浸泡消毒，然后再清洗灭菌，重复使用。

5. 用过的护理用具、床单、衣服等可重复使用的物品均应先消毒，再清洗，再进一步消毒或灭菌处理方可使用。

6. 废弃物应按医疗废物分类处理。

7. 隔离的新生儿离室后，应进行严格的终末消毒。

第六节　内窥镜室的感染管理

一、环境管理

1. 诊疗室与清洗室分开，独立设置，标识明确。设有内镜诊疗中心的建筑面积应当与医疗机构的规模和功能相匹配，设立病人候诊室（区）、诊疗室、清洗消毒室、内镜储藏室等。

2. 内镜诊疗室应有诊疗床、吸引器、治疗车等基本设施。

3. 每个诊疗单位的净使用面积不得少于 $20m^2$；每个诊疗单元包括：诊疗床

一张、主机（含显示器）、吸引器、治疗车等。

4. 清洗消毒室应有通风设施，并保持通风良好。

5. 不同部位内镜的诊疗工作应当分室进行；上消化道、下消化道内镜的诊疗工作不能分室进行的，应当分时间段进行；不同部位内镜的清洗消毒的设备应当分开。

6. 灭菌内镜的诊疗应在达到手术标准的区域内进行，并按照手术区域的要求进行管理。

二、人员管理

1. 从事内镜诊疗和内镜清洗消毒工作的人员应具备内镜清洗消毒方面的知识，接受相关的医院感染管理知识培训，并有岗位培训证。

2. 工作人员在诊疗或清洗消毒操作中应严格遵守相关规章制度。

3. 清洗消毒内镜时，应穿戴必要的防护用品，包括工作服、防渗透围裙、口罩、帽子、手套等。

4. 内镜室工作人员应当做好内镜清洗消毒的登记工作，登记内容应当包括：就诊病人姓名、使用内镜的编号、清洗时间、消毒时间以及操作人员姓名等事项。

三、物品管理

（一）内镜及清洗消毒设备的配备

1. 内镜及附件数量应当与医院规模和接诊病人数相适应，以保证所用器械在使用前能达到相应的消毒、灭菌要求。

2. 清洗消毒设备，包括专用流动水清洗消毒槽（四槽或五槽）、负压吸引器、超声清洗器、高压水枪、干燥设备、计时器、通风设施，消毒、灭菌器械，50ml注射器、各种刷子、纱布、棉棒等消耗品。

3. 清洗消毒剂包括多酶洗液、适用于内镜的消毒剂、75%乙醇等。

4. 使用的消毒剂、消毒器械或者其他消毒设备，必须符合《消毒管理办法》

的规定。

5. 内镜及附件的清洗、消毒或者灭菌时间应当使用计时器控制。

（二）清洗、消毒或灭菌原则

1. 凡进入人体无菌组织、器官或者经外科切口进入人体无菌腔室的内镜及附件，如腹腔镜、关节镜、脑室镜、膀胱镜、宫腔镜等，必须灭菌。

2. 凡穿破黏膜的内镜附件，如活检钳、高频电刀等，必须灭菌。

3. 凡进入人体消化道、呼吸道等与黏膜接触的内镜，如喉镜、气管镜、支气管镜、胃镜、肠镜、乙状结肠镜、直肠镜等，应进行高水平消毒。

4. 内镜及附件用后立即清洗、消毒或者灭菌。

5. 禁止使用非流动水对内镜进行清洗。

（三）物品的储存

1. 灭菌后的内镜及附件应当按照无菌物品储存要求进行储存。

2. 消毒后的内镜储存于专用洁净储镜柜内。镜体应悬挂，弯角固定钮应置于自由位。

3. 储镜柜内表面或者镜房墙壁内表面应光滑、无缝隙、便于清洁，每周清洁消毒一次。

4. 非一次性使用的口圈可采用高水平化学消毒剂消毒后用无菌水彻底冲净残留消毒液，干燥备用。注水瓶内的用水应为无菌水，每天更换。

四、内镜的清洗与消毒

内镜按其结构的不同分为软式内镜和硬式内镜，按对消毒灭菌的要求不同分为灭菌内镜和消毒内镜，不同类型、不同要求的内镜其清洗及消毒灭菌方法不同，内镜使用后首先进行彻底清洗，然后再根据要求进行消毒或灭菌，具体方法应按《内镜清洗消毒技术操作规范》进行。

第七章　常见医院感染的预防控制

在我国住院病人中发生医院感染的部位以下呼吸道感染占首位，其次为泌尿道感染、手术部位感染、消化系统感染等.现仅就病原微生物、感染危险因素、感染诊断及预防控制措施分别加以论述、

第一节　呼吸系统感染的预防控制

医院获得性呼吸系统感染是指患者在住院期间因各种病原微生物引起的感染性肺疾病。根据卫生部诊断标准，本系统感染分为三类：①上呼吸道感染：主要包括伴有发热（≥38℃超过 2d）的鼻炎、鼻窦和扁桃体等部位的急性感染。②下呼吸道感染：包括病变局限于气道的医院内气管一支气管炎和伴有肺实质炎症的医院内获得性肺炎和肺脓肿③胸膜腔感染。本节主要介绍医院内下呼吸道感染。

医院下呼吸道感染在医院感染各部位构成比中约占 23.4%～42.0%。医院获得性肺炎在院内感染发病率中居第一（我国）或第二（美国），死亡率居首位。在危重症机械通气患者中，医院内肺炎的发病率最高。

一、病原微生物

医院内下呼吸道感染病原微生物包括细菌、真菌、支原体、衣原体、病毒和寄生虫等，临床上最常见的病原体仍然是细菌，其次为真菌和病毒。常见细菌仍为革兰阴性杆菌，包括绿脓杆菌、肺炎克雷伯菌、不动杆菌和大肠埃希菌；革兰阳性菌如金葡菌特别是耐甲氧西林金葡菌；真菌中以假丝酵母菌多见；厌氧菌、病毒等亦占有一定比例。近年来军团菌、病毒和真菌感染有增多的趋势，多重耐药菌引起的医院内肺炎在住院患者特别是 ICU 和器官移植患者中的比例逐年上升。不同起病时间及肺炎的不同时期病原菌有明显的差异。

医院下呼吸道感染的来源有两种，即内源性感染与外源性感染。另外病原体的定植和误吸也是造成医院内下呼吸道感染的重要原因。

二、危险因素

下呼吸道感染的发生与机体的状况（内源性危险因素）及医院环境（外源性危险因素）直接相关。凡促使病原微生物吸入，损害呼吸道防御功能以及机体免疫功能的因素均属危险因素。

（一）内源性危险因素

高龄（>60 岁）、慢性消耗性疾病、慢性肺部疾病、免疫功能受损、营养不良、意识障碍、先前感染、休克、吸烟者、使用激素、免疫抑制剂、化疗、放疗、不合理应用抗菌药物等。

（二）外源性危险因素

外科手术、气管插管、气管切开或使用呼吸机、使用治疗性仪器，如雾化装置、鼻胃管等，使用抗酸剂及 H2 受体拮抗剂，长时间住院，住 ICU，医源性交叉感染等。

三、感染诊断

（一）临床诊断

1. 患者出现咳嗽、痰黏稠，肺部出现湿啰音，并有下列情况之一：①发热。②白细胞总数和（或）嗜中性粒细胞比例增高。③X 线显示肺部有炎性浸润性病变。

2. 慢性气道疾患患者稳定期（慢性支气管炎伴或不伴阻塞性肺气肿、哮喘、支气管扩张症）继发急性感染，并有病原学改变或 X 线胸片显示与入院时比较有明显改变或新病变。

符合上面两条之一者即可诊断为下呼吸道感染。

（二）病原学诊断

在临床诊断基础上，有下列情况之一者即可诊断。

1. 经筛选的痰液，连续两次分离到相同病原体。

2. 痰细菌定量培养分离病原菌数≥10^6cfu / ml。

3. 血培养或并发胸腔积液者的胸液分离到病原体。

4. 经纤维支气管镜或人工气道吸引采集的下呼吸道分泌物病原菌数≥10^5cfu / ml，经支气管肺泡灌洗（BAL）分离到病原菌数≥10^4cfu / ml 或经防污染标本刷（PSB）、防污染支气管肺泡灌洗（PBAL）采集的下呼吸道分泌物分离到病原菌，而原有慢性阻塞性肺病包括支气管扩张者病原菌数必须≥10^3cfu / ml。

5. 痰或下呼吸道采样标本中分离到通常非呼吸道定植的细菌或其他特殊病原体。

6. 免疫血清学、组织病理学的病原学诊断依据。

四、预防控制措施

（一）减少或消除口咽部和胃肠道病原菌的定植与吸入，防止内源性感染的发生

1. 营养支持疗法时，尽可能采用胃肠营养，肠道营养可最大限度减少细菌通过肠黏膜向肝脏和血液移行，并可维持正常肠道菌群平衡。为了减少反流和误吸，可采用小口径鼻饲管少量持续给予，并定期检查鼻饲管的位置是否合适，调节鼻饲的速度和量，也可将导管直接插入空肠，以避免对胃液的碱化作用。

2. 对患者采取半卧位，对重危和机械通气患者尤其是有吸入危险者，应采取半卧位，即抬高头部 30°～45°，控制胃内容物反流。有研究证实，ICU 患者采取仰卧位时 VAP 的发生率 23%，而半卧位仅 5%。

3. 提倡应用硫糖铝防治消化道应激性溃疡，以减少下呼吸道感染的发病率。

4. 声门下分泌物持续或间断抽吸引流，可显著降低原发内源性菌群所致呼吸机相关性肺炎的发生率，并推迟肺炎发生时间。特别在插管气囊放气或准备拔去插管之前，要确保气囊上的分泌物已清除干净。

5. 重视病人的口、鼻、皮肤和饮食的清洁卫生，保持有定植抵抗力的呼吸道和消化道常居菌群。特别是保持口腔卫生十分重要，对危重不能刷牙者，可采用生理盐水棉拭子擦拭或消毒液漱口等。

6. 对外伤、高危手术患者可采用选择性消化道脱污染，通过应用胃肠道不吸收的抗菌药物杀灭胃肠道条件致病性需氧菌，防止革兰阴性菌和假丝酵母菌在口咽部和胃肠道的定植，避免其移行和易位可阻断内源性感染途径，降低医院内下呼吸道感染的发生率。

7. 应用大环内酯类抗菌药物可破坏和减少导管表面生物被膜，增加其他抗菌药物的通透性，减少细菌在生物被膜内定植，从而降低下呼吸道感染的发生率。

8. 合理应用抗菌药物，在药敏指导下有针对性地进行选择。

（二）切断外源性感染传播途径

1. 严格执行手卫生规定，接触黏膜、呼吸道分泌物及其污染物品后，或接触气管插管、气管切开及正在使用呼吸治疗设施前、后，或接触同一患者污染的身体部位后，均应洗手或手消毒。

2. 对呼吸治疗器械要严格消毒灭菌，直接或间接接触下呼吸道黏膜的物品，如面罩、气管插管和气管套管、呼吸机的管道回路、湿化器、雾化器与储液罐等，需经灭菌或高水平消毒，并做到一人一用一消毒，连续使用时按规定定期更换消毒。化学消毒后的物品应进行冲洗、干燥、包装，处理过程中要避免物品再次污染。

3. 湿化器要用无菌水，连接呼吸机管道上的冷凝水可被患者分泌物污染，要及时倒去，操作时或患者体位变动时避免冷凝水流向患者气道。

4. 进行下呼吸道吸引时，应严格遵守无菌操作技术，并使用一次性吸痰管。

5. 保持病房空气清洁。

（三）改善住宿条件、提高免疫力

1. 术前采用各种方法去除病人呼吸道分泌物，术后指导和协助病人多咳嗽、深呼吸和及早下床活动。控制影响病人术后咳嗽、深呼吸的疼痛。

2. 尽早去除呼吸机、拔除气管内插管，或使用无创正压通气。

3. 对呼吸道合胞病毒和耐万古霉素肠球菌感染者或携带者进行隔离，有条件时亦应对 MRSA 和铜绿假单胞菌携带者进行隔离。

4. 对粒细胞缺陷者和器官移植者可采用保护性隔离。

5. 对特殊人群可试用免疫球蛋白、集落刺激因子、干扰素、抗内毒素抗体、促炎细胞因子拮抗剂等提高机体免疫功能。

第二节　泌尿系统感染的预防控制

泌尿系统感染是指各种病原体所致泌尿系统的急、慢性炎症。泌尿系统感染的发生率高，彻底治愈率低。在我国医院感染中泌尿系统感染约占 20.8%～31.7%，仅次于呼吸道感染。而在美国约占医院感染的 35%～45%，居医院感染的第一位。由于无症状菌尿症的存在，估计实际感染率会更高。

一、病原微生物

医院内尿路感染的病原菌 80%为革兰阴性杆菌，其中又以大肠埃希菌、克雷白菌、肠杆菌属和假单胞菌属为主。其次为革兰阳性球菌，以葡萄球菌和肠链球菌多见。由于抗菌药物的广泛使用，真菌性尿路感染逐渐增多，已占尿路感染的 30%。医院性质不同，收治病人病种不同，不同医院有不同的病原菌谱，且随时间推移其病原菌谱也可能发生改变。

二、危险因素

（一）尿路的器械检查

在医院尿路感染中约 20%～60%有导尿或使用尿路器械史，导尿管和留置导尿管是医院内尿路感染的主要危险因素之一。导尿管菌尿症主要与插管方法、留置导尿时间、密闭导尿系统是否完整及流行因素等有关。无尿道插管史者发生尿路感染者仅为1.4%～2.9%，暂时使用一次性导尿管后感染率为1%～5%，而开放留置导尿4d以上则为100%，一般来自集尿袋及收集系统的上行感染多发生在24～48h以内。

（二）泌尿系统疾病因素

如泌尿系先天畸形、尿路梗阻、输尿管逆流、尿路结石等皆可引起泌尿系统感染。另外许多代谢性疾病的肾盂肾炎发病率明显增高。

1.老年人和女性患者，女性插尿管病人比男性病人感染的概率高一倍。

2.其他可由于生殖道和外科手术的感染经血流引起尿道感染。

三、感染诊断

（一）临床诊断

患者出现尿频、尿急、尿痛等尿路刺激征状，或有下腹触痛、肾区叩痛，伴或不伴发热，并具有下列情况之一：

1.尿检白细胞男性≥5个/高倍视野，女性≥10个/高倍视野，留置导尿者应结合培养。

2.临床已诊断为泌尿道感染，或抗菌治疗有效而认定的泌尿道感染。

（二）病原学诊断

临床诊断基础上，符合下述四条之一即可诊断。

1.清洁中段尿或导尿留取尿液（非留置导尿）培养革兰阳性球菌菌数≥10^4cfu/ml，革兰阴性杆菌菌数≥10^5cfu/ml。

2.耻骨联合上膀胱穿刺留取尿液培养细菌菌数≥10^3cfu/ml。

3.新鲜尿液标本经离心应用相差显微镜检查（1×400），在30个视野中有半数视野见到细菌。

4.无症状性菌尿症患者虽然无症状，但在近期（通常为1周）有内镜检查或留置导尿史，尿液培养革兰阳性球菌浓度≥10^4cfu/ml、革兰阴性杆菌浓度≥10^5cfu/ml，应视为泌尿系统感染。

四、预防控制措施

1. 严格掌握尿路的器械检查及插导尿管的适应症，一般情况下尽量避免使用导尿管。

2. 使用其他方法代替膀胱内导尿管，如间歇性导尿、阴茎套导尿等。

3. 尽量减少导尿管留置时间，每天评估持续性导尿管的必要性。

4. 严格掌握导尿管插入（包括其他侵入性泌尿道检查和治疗）和护理时的无菌技术。

（1）导尿管（或器械）插入之前，用消毒剂消毒尿道口周围。

（2）在灭菌条件下，无菌操作插入导尿管；采用合适的润滑剂进行非创伤性导管插入，减少尿道损伤与感染。

（3）保持整个集尿系统闭合，尽可能缩短导尿管和集尿袋的操作时间，因为打开引流系统的任何部分都可以导致导尿管系统的各种污染。

（4）保持尿液从上往下的重力引流，将尿袋置于膀胱水平以下，但不接触地面，如活动或搬运时夹住引流管，防止倒流，并随时观察尿液是否从导尿管中流出，以确保导尿管通畅。

（5）在取尿样前，消毒取样部位，然后再用无菌针穿刺取样。不宜频繁进行尿细菌检测。

（6）无菌排空集尿袋，避免触摸导尿管与集尿袋连接的一端。

5. 有条件时应使用一次性的导尿管和集尿系统。否则应对上述物品彻底清洗后，再高压蒸汽灭菌或化学灭菌。

6. 不提倡为预防尿路感染使用抗菌药物和在尿道口使用抗菌软膏，以防止产生耐药菌株；不推荐将抗生素包被导尿管作为常规使用，因其效果还需进一步证实。

7. 不提倡冲洗导尿管和更换导尿管，也不主张膀胱冲洗，鼓励病人多饮水，每日尿量>1500ml，尿管若有阻塞应立即更换，不能采用膀胱冲洗的方法进行疏通。

第三节 手术部位感染的预防控制

手术部位感染是指发生在手术切口的感染，包括在手术期间病原菌进入邻近组织而形成的深部感染。为了合理地讨论伤口感染，1992 年确定统一用手术部位感染描述各层组织的感染. 手术部位感染分为表浅手术切口感染、深部手术切口感染和器官（或腔隙）感染。手术部位感染是外科手术后最常见的感染之一，占医院感染的 10%～19%，一般手术部位感染 60%～80%在切口局部。

一、病原微生物

手术部位感染的主要病原菌为细菌。随着抗菌药物的广泛应用，手术部位感染的致病菌也在不断发生变迁。近 10 年以革兰阳性球菌和耐药性较强的革兰阴性杆菌为主要病原菌，包括需氧菌、厌氧菌和真菌。革兰阴性杆菌主要为大肠埃希菌、克雷白菌属、铜绿假单胞菌；革兰阳性球菌主要是葡萄球菌属、链球菌属和肠球菌属。近年来真菌引起的手术部位感染呈上升趋势。病原体的来源为工作人员、病人、环境及手术器材。

二、危险因素

（一）切口分类

外科切口感染与手术时伤口的污染程度有关，一般将切口分为以下几类：

1. 清洁切口　是指手术中未进入呼吸、消化、泌尿、生殖腔道的手术切口，以及未遇到炎性病灶，术中未违反无菌操作原则的手术切口。

2. 清洁污染切口　是指进入呼吸、消化、泌尿、生殖道等，但无炎症病灶及感染和其内容物无溢出的手术切口。

3. 污染切口　是指手术中有消化道内容外溢、尿路感染的泌尿道外溢、胆道感染手术，新鲜开放性创伤的扩创缝合手术，以及手术中违反无菌操作原则的手术切口。

4.污秽切口 亦有人称为感染切口，是指有急性感染病灶的手术切口，消化道等空腔脏器穿孔的手术切口以及脓肿切开引流的伤口，创伤中有异物、粪便等严重污染伤口。

在临床工作中，仍常用三类切口分类法，即分为清洁切口、清洁污染切口和污染切口。

（二）危险因素

1.手术前的危险因素

（1）患者因素：肥胖、营养不良，慢性疾病如糖尿病、粒细胞减少或功能低下，严重嗜烟、酗酒，有远离伤口感染灶、术前住院时间长等。

（2）须手术疾病的种类和部位：同样的手术，不同部位的皮肤切开，其感染发生率不同，择期手术中，当手术涉及或切除有腔器官时，术后手术部位感染发生率增加 3～5 倍或更高。

（3）治疗因素：应用激素或肿瘤患者术前放疗、咽喉手术前预防性气管切开等均增加术后手术部位感染率。

2.手术中的危险因素

（1）手术类型：手术类型不同感染率不同，随着切口污染程度的增加，感染率增加，结肠手术较胃手术更易发生感染；手术创伤越大，手术部位感染发生率越高；

（2）手术持续时间：手术时间的长短与伤口感染的危险性成正比，手术延长 1h，感染率可增加 1 倍，手术超过 2h，就可以作为独立的危险因素。

（3）外科技术：术中忽视无菌操作、组织处理不当、止血不彻底、切口冲洗不够、切口缝合时张力过高、缝合部位的缺血、引流管放置不当或局部存在无效腔等，均可增加术后手术部位感染的机会。

（4）手术室环境：除超净的手术间外，在普通手术间手术时，空气中流动的细菌随手术时间的延长而加重污染，直接或间接污染手术部位。

3. 手术后的危险因素术后营养不良及代谢紊乱不能有效纠正，切口引流不畅均增加手术部位感染机会；术后病室环境处理不善亦可促使感染发生。

三、感染诊断

（一）表浅手术切口感染

1. 临床诊断　表浅手术切口感染仅限于切口涉及的皮肤和皮下组织，感染发生于术后 30d 内，出现表浅切口有红、肿、热、痛，或有脓性分泌物或临床医师诊断的表浅切口感染即可进行临床诊断。

2. 病原学诊断　在临床诊断基础上细菌培养阳性者。

（二）深部手术切口感染

1. 临床诊断　无植入物手术后 30d 内、有植入物（如人工心脏瓣膜、人造血管、机械心脏、人工关节等）术后 1 年内发生的具有下述四条之一的有关并涉及切口深部软组织（深筋膜和肌肉）的感染可诊断为深部手术切口感染。

（1）从深部切口引流或穿刺抽出脓液，感染性手术后引流液除外。

（2）自然裂开或由外科医师打开的切口，有脓性分泌物或有发热≥38℃，局部有疼痛或压痛。

（3）再次手术探查、经组织病理学或影像学检查发现涉及深部切口脓肿或其他感染证据。

（4）临床医师诊断的深部切口感染。

2. 病原学诊断临床诊断基础上，分泌物细菌培养阳性。

（三）器官（或腔隙）感染

无植入物手术后 30d、有植入物手术后 1 年内发生的手术有关（除皮肤、皮下组织、深筋膜和肌肉以外）的器官或腔隙感染。

1. 临床诊断符合上述规定，并具有下述三条之一即可诊断。

（1）引流或穿刺有脓液。

（2）再次手术探查、经组织病理学或影像学检查发现涉及器官（或者腔隙）

感染的证据。

（3）由临床医师诊断的器官（或腔隙）感染。

2.病原学诊断临床诊断基础上，细菌培养阳性。

四、预防控制措施

（一）手术前的预防措施

1.住院前措施尽可能在门诊完成各项有关检查，以缩短住院时间。同时住院前积极治疗各种潜在疾病和感染，纠正各种增加切口感染的危险因素。加强营养，提高机体防御能力。

2.手术前措施

（1）认真做好病人术前清洁和皮肤准备，术前进行淋浴洗澡，皮肤消毒前最好用消毒肥皂彻底清洗切口及其周围部位，然后再涂以消毒剂。

（2）如果毛发不影响手术，可不去除毛发，如果手术需去除毛发，则应在手术前2h进行，并选择剪毛法。

（3）对污染手术、结肠手术、全身情况较差者、接受激素或免疫抑制剂者，进行人造物留置的手术、心脏瓣膜病或已植入人造心脏瓣膜而再行手术者、严重创伤病人，可于围手术期预防应用抗菌药物。静脉给予抗菌药物的时间应在切开皮肤前30min内，使抗菌药物在切皮时，在血液和组织中的浓度达到最高。

（4）肠道准备：对于肠道手术，术前口服抗菌药物可使结肠中病原菌显著减少，有利于防止术后感染。同时应做好机械肠道准备，如无渣饮食、肠道灌洗等。

（二）手术中预防措施

1.手术人员准备进入手术室应严格按规定更换鞋、帽、衣、裤、口罩。并按规定方法洗手。严禁患有疖肿、湿疹、皮肤感染、感冒、鼻咽部或肠道中带有耐药的葡萄球菌、化脓性链球菌等医务人员进入手术室。

2.严格按照要求铺无菌单，无菌单要求干燥　有报道切口周围贴附聚乙烯手术薄膜可降低手术部位感染。

3. 手术技巧熟练的手术操作、缩短手术时间、正确放置引流管等是减少术后切口感染的重要环节。术中要尽量减少组织损伤，减少切口内结扎线等异物，手术结束前切口用生理盐水反复冲洗，正确选择引流方式、引流管类型。

4. 手术室管理严格控制室内人员，尽量避免走动和说话，及时收集处理污染物品，保持术中手术室的清洁，做好手术环境和手术器械的消毒与灭菌管理，并执行严格的监控措施。

（三）手术后预防措施

1. 切口缝合后应覆盖吸附能力较好的敷料，渗湿后立即更换。

2. 接触伤口前后应洗手，换药时严格遵守无菌操作规定，换药顺序为；先拆线，再换清洁伤口，后换污染伤口，每次换药后洗手。

3. 及时反馈手术切口感染监控情况，可有效降低各类切口感染率。

4. 做好对切口的观察和术后引流的护理。对患者及家属进行有关正确的伤口护理指导。

第四节　消化系统感染的预防控制

消化系统感染为常见的院内感染，主要包括感染性腹泻、胃肠道（食管、胃小肠、结肠、直肠）感染、抗生素相关性腹泻以及经消化道感染的病毒性肝炎。消化系统感染可散发可流行，主要与饮用食物被污染有关。本节重点讨论感染性腹泻、抗生素相关性腹泻和病毒性肝炎。

一、感染性腹泻

医院获得性感染性腹泻是指住院病人在医院发生的急性感染性胃肠炎。感染性腹泻属散发性发病，细菌性食物中毒发病集中，常以暴发和集体发作形式出现，但其临床表现与感染性腹泻相同，可视它属感染性腹泻的一种类型。

（一）病原微生物

引起医院感染性腹泻的病原菌有细菌、病毒、真菌、原虫等。较常见的有沙门菌，大肠埃希菌，耶尔森菌，艰难梭菌，空肠弯曲菌，轮状病毒、白念珠菌、隐孢子虫等。总体上发病率居首位的是细菌性痢疾和轮状病毒感染，第二位是大肠埃希菌感染，第三位是空肠弯曲菌及沙门菌属感染。感染源主要来自病人、陪住者以及带菌者。医护人员不严格洗手、医疗器械消毒灭菌不严以及医院内食物污染也是重要感染来源。此病为接触传播，主要靠粪口途径传播。

（二）危险因素

1.内在性　①免疫防御机能损伤，如骨髓移植病人有40%发生；②胃酸浓度降低或缺乏，如应用抗酸药或胃切除术后感染危险性显著增加；③胃肠动力降低和正常肠道菌群改变，如长时间接受强力广谱或联合使用抗菌药物，可导致肠黏膜屏障和肠道微生态紊乱而引发感染。

2.外在性　凡改变和导致病原体避开宿主防御机能或增加细菌定植的外界因素，均可使其获得感染的危险性显著增高，如接受放射治疗可使免疫功能降低，接受内窥镜等侵入性诊疗措施，可直接将外界的微生物带入体内，并不同程度地损伤了胃肠道的防御屏障。

（三）感染诊断

1.临床诊断符合下述三条之一即可诊断。

（1）急性腹泻，粪便常规镜检白细胞≥10个/高倍视野。

（2）急性腹泻，或伴发热、恶心、呕吐、腹痛等。

（3）急性腹泻每天3次以上，连续2d，或1 d水泻5次以上。

2.病原学诊断临床诊断基础上，有下列情况之一即可诊断。

（1）粪便或肛拭子标本培养出肠道病原体。

（2）常规镜检或电镜直接检出肠道病原体。

（3）从血液或粪便中检出病原体的抗原或抗体，达到诊断标准。

（四）预防控制措施

1. 由于本病是粪一口途径传播，因此加强饮食卫生宣传极为重要。

2. 病人、家属、医院工作人员有效地洗手是控制感染性腹泻最有效、最简单的措施。

3. 医院营养食堂中污染食品是造成感染性腹泻散发或流行的重要原因，因此一定要按《中华人民共和国食品卫生法》严格管理。

4. 加强对感染性腹泻患者的隔离，并要对其排泄物、容器等严密消毒。同时要做好随时消毒和终末消毒。

5. 新生儿室、母婴同室、儿科等是感染性腹泻暴发的高危科室，应严格进行管理。特别是要防止奶及奶制品及其容器污染引起的暴发流行。

6. 医务人员、食堂工作人员、配膳员等一旦出现急性腹泻，应立即暂时调离与食物和直接与病人接触的岗位，直至临床症状消失，二次大便培养阴性（间隔 24h 以上）方可恢复原工作。

7. 一旦发生感染性腹泻的暴发流行，应立即进行流行病学调查及管理。对病人及可疑者进行隔离和医学观察，积极治疗病人，对污染环境和可疑传播途径进行消毒处理，特别要做好手的清洁与消毒，采取保护易感人群等综合性防治措施。

二、抗菌药物相关性腹泻

抗菌药物相关性腹泻是由于艰难梭菌引起的一种肠炎，表现为假膜性肠炎和腹泻。

（一）流行病学特点

抗菌药物相关性腹泻病人中艰难梭菌的检出率为 29%～56%。艰难梭菌是产芽孢革兰阳性厌氧菌，存在于正常人的肠道中，患者接受抗菌药物治疗后该菌异常增殖，故属医源性感染。该菌也存在于医院环境中，医务人员手上可携带本菌，因此亦可通过粪口途径，以接触传播方式而发病，造成医源性感染。几乎所有抗菌药物均可诱发本病，以克林霉素最危险，其次为头孢菌素类。本病传染源是病人及无症状的带菌者。

（二）危险因素

长期应用抗菌药物是主要的危险因素，另外胃肠道操作、应用肠蠕动抑制药、老年人、基础疾病特别是免疫抑制病人也是危险因素的重要方面。

（三）感染诊断

1.临床诊断　近期曾应用或正在应用抗生素，出现腹泻（急性腹泻次数≥3次／24h），可伴大便性状改变如水样便、血便、黏液脓血便或见斑块条索状伪膜，且合并发热（≥38℃）或腹痛、腹部压痛、反跳痛或周围血白细胞升高即可诊断。

2.病原学诊断　在临床诊断基础上，大便涂片有菌群失调或培养发现有意义的优势菌群或细菌毒素测定证实，或纤维结肠镜检查见肠壁充血、水肿、出血，或见到2～20mm灰黄（白）色斑块伪膜。

（四）预防控制措施

1.合理应用抗菌药物，加强用药过程的监测　选择抗菌药物应从感染的病原学诊断、抗菌药物的抗菌谱和活性、不良反应等多方面综合考虑，切忌乱用、滥用。用药过程中密切观察，一旦出现腹泻即应警惕，及早诊断和治疗。

2.控制传染源和切断传播途径　确诊病人特别是细菌学阳性病人应当隔离，积极治疗，消灭传染源。对于可能导致传播和污染的各种途径均应采取措施，加以防范。如病人粪便、衣物、被褥和床垫都应采取消毒灭菌措施。医务人员洗手是防止传播的重要环节。

3.消除相关危险因素免疫抑制和严重基础病病人以及老年人等属易感人群，而胃肠道操作和不合理用药改变了胃肠张力和内环境会增加发病危险性。因此临床处理这些病人应尽量减少和避免相关危险因素，改善病人基础状况。

4.积极有效治疗病人停用一切相关的抗菌药物。如果基础感染性疾病需要继续使用抗菌药物，则应加用针对艰难梭菌的抗菌药物万古霉素。

三、急性病毒性肝炎

急性病毒性肝炎是多种肝炎病毒引起的传染性疾病，以肝脏炎症和坏死为基本病理特征。临床主要表现乏力、食欲减退、肝脏肿大及肝功能异常。病情严重程度从无症状到重症肝炎个体差异很大。少数演变成慢性肝炎、肝硬化，尚可转变为原发性肝癌。医院内急性病毒性肝炎主要源于亚临床感染及病毒携带者（包括病人和医务人员）造成的污染和传播。　目前发现7种肝炎病毒，其中已型和庚型病毒分别于1994年和1995年发现，了解尚少。乙型、丙型、丁型和庚型肝炎的传播途径主要为血液与体液，其危险因素和预防措施参见输血相关感染。本节仅就甲型和戊型的流行病学特点及预防措施加以论述。

（一）流行病学

1.传染源　甲型肝炎的传染源为急性期及亚临床感染者，以粪便传染性最大，而在发病前2周和起病后1周内传染性最强。其病毒血症仅出现于黄疸前2～3周，黄疸出现后血液通常无传染性。戊型肝炎的传染源主要是病人和亚临床感染者，于潜伏期末和发病初期传染性较强。

2.传播途径　甲型和戊型肝炎的传播途径均为粪口传播。粪便中病毒污染食物是引起暴发流行的主要传播方式，日常的接触性传播则引起散发性发病。

（二）危险因素

1.易感者　甲型肝炎患病后产生保护性抗体可终生免疫，并由母体经胎盘传给胎儿，但出生后6个月抗体逐渐消失而成为易感者。非流行区病人对甲型肝炎病毒普遍易感。戊型肝炎感染后获得性免疫仅1年左右，故普遍易感。

2.食用或接触被肝炎病毒污染的食品或用品。

3.接受内窥镜检查。

（三）感染诊断

1.临床诊断　有输血或应用血制品史、不洁食物史、肝炎接触史，出现发热、厌食、恶心、呕吐、肝区疼痛、黄疸5项中的两项并有肝功能异常。

2. 病原学诊断　在临床诊断基础上，血清甲、乙、丙、丁、戊、庚等任何一种肝炎病毒活动性标志物阳性。

（四）预防控制措施

1. 加强传染源管理和清除

（1）对病人进行隔离，甲、戊型肝炎病人自发病之日起隔离 3 周。对集体机构的密切接触者应予医学观察，甲、戊型肝炎接触者观察 45d。

（2）对无症状的病毒携带者加强管理，不允许其从事饮食和托幼工作，同时注意诊疗器械和日常用品分开使用，并做好使用后的灭菌消毒。

（3）若发生医院内急性肝炎暴发流行，应全力找出传染源，加以清除和阻断。

（4）积极治疗病人也是控制传染源的重要步骤。

2. 切断传播途径

（1）建立健全卫生措施，养成良好卫生习惯，饭前便后洗手。提倡分食制和公筷制。公用餐具要严格消毒。

（2）做好水源保护、粪便无害化处理。加强饮水卫生的监督与检查。重点加强对营养室的食品采购、烹调、供应等卫生管理制度的落实，炊事员和配餐员必须定期体检包括各类肝炎标志物检测。

（3）加强消化道诊疗器械的消毒管理。

3. 保护易感人群　甲型肝炎流行期间接触者早期（不超过接触 7～14d）注射两种球蛋白 0.02～0.015ml / kg，可防止其发病，尤其是儿童。易感人群注射甲型肝炎病毒灭活疫苗或减毒活疫苗，具有一定保护作用。

第五节　中枢神经系统感染的预防控制

中枢神经系统感染包括各种病原体所致的脑膜炎、脑炎、脑脓肿、脊髓炎、椎管内感染以及各种颅脑手术部位的感染。医院内发生的中枢神经系统感染以细菌性脑膜炎最常见。发生率虽然低，但病情严重，若未能早期诊断及治疗则预后严重，病死率高，且其存活者中约35%～50%有不同程度后遗症。

一、病原微生物

医院中枢神经系统感染的病原体可来自自身菌丛，也可来自外环境。医院中枢神经系统感染的病原体，3／4以上为革兰阴性杆菌和葡萄球菌属。婴幼儿在肺炎的基础上发生者多为肺炎球菌；介入性操作所致者半数以上为革兰阴性杆菌；新生儿脑膜炎中，以大肠埃希菌和表皮葡萄球菌多见；在脑室一腹腔引流术后，金黄色葡萄球菌引起的局部浅表感染最常见；长期应用广谱抗生素、营养状况差、糖尿病及输血性感染者可发生真菌感染。

二、危险因素

（一）中枢神经系统的感染途径

1.菌血症或远处部位感染的血行扩散　这是新生儿、婴幼儿、老年人、糖尿病人、心内膜炎者常见的感染途径。

2.邻近感染病灶迁延　常见为耳源性感染，中耳炎的细菌可通过炎症破坏的骨板岩鳞缝和脑膜相通的血管侵入，也可通过淋巴管扩展到脑膜。筛窦炎时细菌可通过神经鞘感染脑膜。

3.颅脑外伤和脊髓损伤　脑脊膜屏障被破坏后，外界和受损部位的细菌可直接进入中枢神经系统。

4.侵袭性操作和手术　包括脑室穿刺、鞘内注射等可通过器械、医务人员的手等直接带入。

5.潜在性感染的病原体被激活　如单纯疱疹病毒、水痘带状疱疹病毒等病原体具有造成宿主持续性感染且可能被激活的特点。造成潜在性病原体活化的因素很多，其中主要与宿主免疫调控有关。血清学试验和原位杂交技术研究发现，人类免疫抑制能使潜在性单纯疱疹病毒序列复制。

（二）危险因素

1. 神经外科病人，特别是头部外伤病人，是高危人群，患者有意识障碍，多次手术，术前存在感染，急诊手术，手术时间>2h，留置导管，脑脊液漏等均为中枢神经系统感染的危险因素。

2. 接受神经系统侵入性诊疗操作。

3. 新生儿及老年人免疫机能受损，慢性病如糖尿病等。

三、感染诊断

中枢神经系统感染的诊断依据感染的类型和部位不同而有不同的标准。

（一）细菌性脑膜炎、脑室炎

1. 临床诊断　患者出现下列情况之一即可作出临床诊断。

（1）发热、颅高压症状（头痛、呕吐、婴儿前囟张力高、意识障碍）之一、脑膜刺激征（颈抵抗，布、克氏征阳性，角弓反张）之一、脑脊液炎性改变。

（2）发热、颅高压症状、脑膜刺激征及脑脊液白细胞轻至中度升高，或经抗菌药物治疗后症状体征消失，脑脊液恢复正常。

（3）在应用抗生素过程中，出现发热、不典型颅高压症状体征、脑脊液白细胞轻度增多，并具有以下情况中的一种：①脑脊液中抗特异性病原体的 IgM 达诊断标准，或 IgG 呈 4 倍升高，或脑脊液涂片找到细菌；②有颅脑侵袭性操作（如颅脑手术、颅内穿刺、颅内植入物）史，或颅脑外伤或腰椎穿刺史；③脑膜附近有感染灶（如头皮切口感染、颅骨骨髓炎等）或有脑脊液漏者；④新生儿血培养阳性。

2. 病原学诊断　临床诊断基础上，脑脊液中培养出病原菌或脑脊液病原微生物免疫学检测阳性或脑脊液涂片找到病原菌即可作出病原学诊断。

（二）颅内脓肿（包括脑脓肿、硬膜下和硬膜外脓肿等）

1. 临床诊断患者出现发热、颅高压症状之一、颅内占位体征（功能区定位征），并具有 CT 扫描、脑血管造影、核磁共振扫描、核素扫描等影像学检查证据之一或者经外科手术证实即可诊断。

2. 病原学诊断　临床诊断基础上，穿刺脓液或组织活检找到病原体，或细菌培养阳性。

（三）椎管内感染

椎管内感染包括硬脊膜下脓肿和脊髓内脓肿。

1.临床诊断符合下述两条之一即可诊断。

（1）病人出现发热、有神经定位症状和体征或局限性腰背痛和脊柱运动受限，并具有下列情况之一：棘突及棘突旁有剧烈压痛及叩击痛、神经根痛、完全或不完全脊髓压迫症或检查证实。

（2）手术证实。

2.病原学诊断手术引流液细菌培养阳性。

四、预防控制措施

1.仔细检查病人有无头面部化脓病灶，如有应及时清除感染病灶，防止感染蔓延。

2.对住院病人应预防和治疗其败血症，以防血源性感染；控制化疗药物和免疫抑制剂的使用，积极改善和提高病人的防疫功能。

3.颅脑手术及各种侵入性操作应严格无菌操作技术，包括手术前皮肤的准备，手术器材灭菌及外科洗手和环境物品消毒，其卫生学标准及灭菌效果符合要求。

4.对于开放性颅脑外伤扩创较晚者；手术野与鼻旁窦或中耳相通的污染手术；颅底骨折有脑脊液漏者；手术复杂、手术时间超过 4h 者应围手术期应用抗菌药物。神经外科围术期应用抗生素与单纯术后应用相比，前者能明显降低中枢神经系统感染的发生率。

第六节　血液系统感染的预防控制

血液系统感染包括血管相关性感染、败血症和输血相关感染。

一、血管相关性感染

血管相关感染是指由于血管内放置器械或导管而引起的局部或全身急性感

染。

（一）病原微生物

血管相关感染的病原菌以表皮葡萄球菌、金黄色葡萄球菌、大肠杆菌等多见，在使用静脉高营养时的感染，以白色假丝酵母菌常见。流行病学资料显示，增加最快的 4 种病原菌为：凝固酶阴性葡萄球菌、假丝菌属、金黄色葡萄球菌和肠球菌。

（二）危险因素

1. 婴幼儿（<1 岁）或老年人（≥60 岁）可增加感染的风险；各种因素致使免疫功能下降或全身抵抗力下降者易发生血管相关性感染，如接受放射治疗、化学治疗的肿瘤病人、中性粒细胞减少者均是促进感染的独立危险因素。

2. 有些材料易于形成血栓，有利于细菌黏附，使用组织相容性差或制作粗糙的导管增加感染风险。聚氯乙烯、聚乙烯和硅胶导管的感染率分别为 18.9%、9.5%和 1.25%。

3. 置管部位皮肤污染、血源感染和输液污染，均可造成血管相关感染。

4. 输入各种有刺激的药物或液体，如高渗透压的液体，刺激性强的药物，有利于细菌的生长及血栓形成，易发生感染。

5. 插管技术不熟练或不规范增加感染的风险；不同置管部位的风险由大到小依次为股静脉、颈内静脉或肢体外周静脉、锁骨下静脉。

6. 破坏导管和输液系统的密闭性也是感染的危险因素，导管和输液系统开放的次数越多，导管与输液器连接处污染的可能性越大，发生感染的风险大。

（三）感染诊断

1. 临床诊断　患者静脉穿刺部位有脓液排出，或有弥散性红斑（蜂窝组织炎的表现）；沿导管的皮下走行部位出现疼痛性弥散性红斑（除外理化因素所致）；有血管介入性操作，出现无其他原因可解释的发热（>38℃），局部有压痛即可诊断为血管相关感染。

2. 病原学诊断　导管尖端培养和（或）血液培养分离出有意义的病原微生物。

（四）预防控制措施

1. 严格掌握适应证，尽量避免导管插入。

2. 建立并完善中心静脉插管、静脉高营养及外周静脉操作规范。

3. 选择质地柔软、口径相宜富有弹性、刺激性小的硅胶管。增加导管的管腔会增加感染的危险性，如有可能尽量使用单腔导管。有些高危人群可选用抗菌物质包被的导管，以降低导管微生物定植和导管相关性感染的发生率。

4. 认真进行皮肤准备，严格无菌操作，导管插入和护理要保持高水平的无菌状态，插管时必须戴口罩、帽子、无菌手套和穿隔离衣。采用最大无菌屏障隔离较仅戴手套和皮肤铺小铺巾感染发生率低。

5. 保持导管通畅和其密闭性，尽量减少导管在血管内的长度及缩短留置时间，并进行良好的导管固定。

6. 避免同时输注多种营养液、输注药物、取血标本及测定静脉压，以免接头污染增加感染机会。

二、败血症

败血症是由致病菌或机会致病菌侵入血循环中生长繁殖产生内毒素和(或)外毒素所引起的全身性感染。医院菌血症是指病人入院后 48h 之后收集的血标本培养出细菌或真菌。菌血症和败血症仅程度上的区别，故国外常将这两种名称混合使用，并不区分。医院内败血症分为原发性和继发性两种。原发性败血症是指发生在入院后而其原发病灶不明显而仅血中培养出阳性菌株。继发性败血症是指有原发感染灶者。

（一）流行病学

医院内败血症多为散发，病原体多来自病人自身的菌群，少数情况下如在新生儿室或存在血源污染时可发生局限性暴发性流行，感染源可以是其他病人和污染的环境。与20世纪70年代相比，医院感染的微生物病原学资料显示：医院内败血症的微生物已经从容易治疗的菌株变迁成多重耐药的菌株。

1. 原发性败血症　无论是散发或流行性败血症均约有20%找不到原发性感染灶。与静脉操作有关的败血症和输液相关的败血症，90%由克雷白菌引起，其次为肠杆菌、沙雷菌和假单胞菌等。

2. 继发性败血症　大多数是由术后伤口、腹腔、尿路及肺部感染引起。许多研究认为继发性败血症病死率明显高于原发性败血症。

（二）危险因素

1. 接受侵入性操作，如输血输液，其他如动脉导管、血液透析、心肺旁路管的使用均可引起败血症的发生。

2. 老年病人（>65岁）及婴幼儿（1月龄一1岁）发生院内菌血症的概率高，可能与宿主的防御功能下降、不适宜的卫生条件、不良的营养状况因素有关。有研究者在对小儿菌血症分析中发现，1月龄～1岁患儿院内菌血症发生率最高，其易感因素包括：出生时体重、住院时间长短，是否住ICU，是否进行侵袭性操作，基础病严重程度以及营养等基础状况。

3. 医疗仪器、设备、血压监测器的污染。

（三）感染诊断

1. 临床诊断　患者发热>38℃或低体温<36%：可伴有寒战，并合并有入侵门户或迁徙病灶或有全身中毒症状而无明显感染灶或有无其他原因可以解释的皮疹或出血点、肝脾肿大、血液中性粒细胞增多伴核左移，或者出现收缩压低于12kPa(90mmHg)，或较原收缩压下降超过5.3kPa（40mmHg）即可进行诊断。

2. 病原学诊断　临床诊断基础上，血液培养分离出病原微生物或血液中检测到病原体的抗原物质。

（四）预防控制措施

1. 原发性败血症

（1）对病人内源性菌群进行微生物学监测，以早期获得病原菌的线索。

（2）肠道局部去污染：对于器官移植术等高度易感病人，可短期口服肠道不吸收的抗生素，去除肠道内易移位的革兰阴性、阳性需氧菌和真菌。

（3）对免疫功能低下病人进行保护性隔离，以防获得医院中的多重耐药菌感染，也防止从食物、水、空气和医务人员的手获得感染菌。

（4）导管败血症的预防：①保持静脉输注的液体渗透压<600mOSM／(kg·H_2O)；pH 调整在 6.8～7.4。②主张每 12h 自导管注入肝素 2ml(1000U／ml)，预防导管诱发血栓形成。③选用质地柔软、口径相宜的硅胶管插入，且应尽量减少导管在血管内的长度及缩短插管的时间并进行良好导管固定。④认真皮肤准备和无菌操作。配制液体应在无菌台操作，配好液体应在 2～4h 内输入。

2.继发性败血症

（1）对原发感染灶的治疗和预防是关键措施，包括脓肿引流和去除梗阻。

（2）严格各种诊疗措施的无菌操作技术，减少不必要的操作。

（3）对侵入性操作实行感染控制管理，建立专业组进行导尿、静脉切开、呼吸机使用等，尽早去除各种侵入性插管。

（4）合理使用抗生素是预防原发和继发性败血症的重要手段之一，并能指导医院败血症的最初治疗。

三、输血相关性感染

输血是现代临床医学中不可缺少的治疗手段。随着用血量的增加，输血相关性感染的机会也大大增加，为此，1978 年美国 CDC 在医院隔离技术中增加了血液／体液隔离预防措施，这类疾病除输血传播外，还可通过器官移植、牙科操作、血液透析、意外针刺事故等方式传播。

（一）流行病学特点

目前已知的可以通过血传播的感染有病毒性肝炎、艾滋病、巨细胞病毒感染、EB 病毒感染、节肢动物传播的病毒病、登革热、成人 T 细胞白细病、梅毒、回归热、鼠咬热、钩端螺旋体病、疟疾、弓形体病、巴贝虫病和菌血症等。输血相关感染的原因有：①血源本身带有感染因子；②血液在进入受血者体内前，各个操作环节都可能受到来自环境、器材和工作人员携带的病原体污染。

（二）常见的输血相关性感染

1.输血后病毒性肝炎　在众多输血传播性疾病中，输血后肝炎最为多见，发生率为　7.6%～19.7%。通过输血传播的病毒性肝炎有乙型、丙型、丁型和庚型病毒性肝炎。乙型肝炎从起病前数周开始直至急性期、慢性期和病毒携带期整个过程中均有传染性，其传染性大小与病毒复制指标是否阳性有关。丙型肝炎于起病前 12 日即有传染性，急慢性期均有传染性。丁型肝炎病人传染性与乙型肝炎相同。乙型肝炎普遍易感，凡未感染过丙型肝炎的人群对丙型肝炎易感，不同丙型肝炎病毒株之间无交叉免疫。丁型肝炎病毒依赖乙型肝炎病毒生存，因此丁型肝炎易感者为 HBsAg 阳性者。

乙型、丙型和丁型肝炎除血液传播外，也可经体液途径传播。输血及血制品、注射器污染、手术和口腔科器械消毒不严等是引起医院内病毒性肝炎的最常见原因。

2.艾滋病　是由人类免疫缺陷病毒（HIV），即艾滋病毒引起的获得性免疫缺陷综合征。健康人受艾滋病毒感染后约有 30%～70%在 2—4 周内发生由病毒血症引起的急性期感染症状，此后需经 2～10 年或更长的无症状期后才发生以机会性感染和肿瘤为主要病变的艾滋病。美国输血性艾滋病占艾滋病的 1.7%。输注全血、红细胞、白细胞、血小板、血浆、凝血因子等均可传播 HIV。

3.巨细胞病毒感染　输血后感染多发生在免疫功能低下的宿主中，如早产儿、器官移植受体等。

4.弓形体感染　弓形体系寄生于人体和多种动物组织细胞内的原虫，可通过输血而传播。我国献血员的弓形体感染率约 4%，输全血或白细胞可获得感染。

5. 输血疟疾感染　疟原虫后可导致无症状疟原虫携带状态，即血液中可含有处于潜伏期的红细胞内期疟原虫，当输用这种血时可发生输血疟疾。在高疟区，人群中有一定数量的无疟疾发作史的带虫者，当成为献血员时即可传播疟疾。

6. 菌血症　库存血的常见污染菌为大肠杆菌、副大肠杆菌、绿脓杆菌、变形杆菌等革兰阴性杆菌，少数为革兰阳性菌和厌氧菌。污染血放置 12～24h 就可以有大量细菌生长，输入 10ml 即可有反应，输入 20ml 即可引起死亡。

7. 附红细胞体病　本病为人畜共患传染病，病原为立克次体；当人体感染后，感染的红细胞比例达到一定程度可出现进行性贫血。

8. 人类 T 细胞白血病　由人类 T 细胞白细胞病毒 1 型引起，在感染的人群中只有 1% 的人经过潜伏期才发生白血病。

（三）感染诊断

1. 临床诊断必须同时符合以下三种情况才可诊断。

（1）从输血至发病，或输血至血液中出现病原免疫学标志物的时间超过该病原体感染的平均潜伏期。

（2）受血者受血前从未有过该种感染，免疫学标志物阴性。

（3）证实供血员血液存在感染性物质，如血中查到病原体、免疫学标志物阳性、病原 DNA 或 RNA 阳性等。

2. 病原学诊断临床诊断基础上，必须符合下述两种情况中的一种即可诊断：

（1）血液中找到病原体。

（2）血液特异性病原体抗原检测阳性，或其血清在 IgM 抗体效价达到诊断水平，或双份血清 IgG 呈 4 倍升高。

（3）组织或体液涂片找到包涵体。

（4）病理活检证实。

（四）预防控制措施

1. 加强行政管理　预防输血相关感染的重点在于加强对献血者的管理，大力推广无偿献血。世界卫生组织提出的安全输血战略首先强调要建立布局合理的采供血机构体系，从来自低危人群的志愿无偿献血者中采血。

2. 筛选献血员　在无偿献血的前提下，需详细询问病史，旅游史和生活习惯，以排除高危人群供血，更应对献血员做有关血清学检查。目前我国要求作为常规筛检项目有 HBsAg、抗 HCV、抗 HIV-1／2 及梅毒血清学检查。所采血液留标本复检上述项目，要求使用与初检不同批号的试剂。

3. 重视临床输血工作　临床上降低输血相关感染的最直接而有效的方法就是节约用血，提倡成分输血和自身输血。建议临床尽量不输 3 日以内的新鲜血，一些感染因子在 4℃环境中保存一定时间后即失去活性或不再有感染能力。如当天的新鲜血，在 1d 之内来不及做病毒标志物的初检和复检项目，故有感染发生的危险；在 4℃环境下保存的血液苍白密螺旋体于 24～48h 后即失去活性；保存 48h 以上的血液可减少输血相关巨细胞病毒的传播。

4. 对血液和血制品的病毒灭活处理　对血液和血液制品的病毒灭活处理可提高输血的安全性，用液体加热法，有机溶剂或去污剂法等能灭活血制品中 HBV、HCV、HIV 等病毒。

5. 保护易感者

（1）严格掌握输血和血制品使用指征。

（2）需经常接受输血或血制品治疗者接种乙肝疫苗，肌肉注射免疫球蛋白。

（3）在疟疾流行区，受血者可在受血同时接受全疗程抗疟疾治疗。

（4）医务人员要注意自身防护，在医疗操作中防止受伤，接触有可能污染的血液或体液时应戴手套。

（5）发生误输感染性血液或血污染的针刺及意外伤害的处理：立即抽检肝炎血清学标志，按检测结果分别不同情况处理。①乙型肝炎：尽早给予病人注射乙型肝炎免疫球蛋白，（24h 内）。同时进行疫苗注射。②丙型肝炎：误输血者接受干扰素治疗；针刺伤暴露后立即注射免疫球蛋白，并追踪检测丙肝抗体6～9个月，发现阳性立即接受干扰素治疗。③HIV感染：暴露后尽早（1～2h内）开始预防治疗，持续4周。并在接触当时、接触后6周、3个月、6个月及12个月进行HIV抗体检测，发现阳性及时治疗。

6.其他

（1）所有的血液制品都必须进行病毒灭活处理。

（2）使用一次性注射器和输血输液器材，用后按医疗废物处理。

（3）加强采血、储血、输血区域的消毒隔离制度和无菌操作技术。

（4）血站内感染的预防措施：①血站内执行血液体液隔离预防措施，当血液有可能污染医务人员手时，应戴一次性手套；②医务人员定期体检，检测乙型肝炎、丙型肝炎和艾滋病的病毒标志物，HBsAg阴性者应进行乙型肝炎疫苗注射，有肝炎、艾滋病者进行隔离；③废血或污染血应置入耐高温容器内，高压灭菌处理；④污染有血迹的棉球、纱布等应置入塑料袋，捆扎袋口后按医疗废物处理。用后的针头置入耐刺容器，按规定处理。

第七节　皮肤软组织感染的预防控制

皮肤软组织感染种类繁多，包括皮肤、软组织感染，褥疮感染，烧伤感染，乳腺感染，脐炎和婴儿脓疱病等，有些相当常见，如疖、痈、蜂窝织炎等，有些虽少见，但发病后很凶险，如新生儿皮下坏疽。皮肤软组织感染在医院获得性感染构成比中占比例较高，全国医院感染监控网医院感染现患率调查资料显示，皮肤软组织感染占医院感染总数的5.3%～10.9%，发生率为0.75%。皮肤软组织感染虽为局部感染，但当免疫缺陷、粒细胞减少、糖尿病、营养不良等情况下，局部感染可成为传染源，播散至全身其他部位，甚至发生败血症等全身感染。

一、病原微生物

皮肤感染病原菌种类很多，包括细菌、真菌、病毒及寄生虫，与医院感染有关的皮肤感染病原菌有：

1. 金黄色葡萄球菌，能穿透皮肤引起脓疱病及伤口感染。

2. 化脓性链球菌，链球菌伤口感染常播散到周围组织并发生败血症。

3. 表皮葡萄球菌。

4. 大肠杆菌、肠杆菌属等，虽然种类不多，但其危害性大。

二、危险因素

1. 患有糖尿病、肾病、贫血等慢性疾病的患者和接受放化疗、免疫抑制剂治疗的患者危险性增高。

2. 抵抗力低下老人及小儿。

3. 接受各种插管的病人。感染部位以导管插入部位感染及脓疱疹最常见。

三、感染诊断

（一）皮肤感染

1. 临床诊断　皮肤有脓性分泌物、脓疱、疖肿等或患者有局部疼痛或压痛，局部红肿或发热，无其他原因解释者。

2. 病原学诊断　临床诊断基础上，从感染部位的引流物、抽吸物中培养出病原体或者血液、感染组织特异性病原体抗原检测阳性即可诊断。

（二）软组织感染

软组织感染包括坏死性筋膜炎、感染性坏疽、坏死性蜂窝组织炎、感染性肌炎、淋巴结及淋巴管炎。

1. 临床诊断符合下述三条之一即可诊断：

（1）从感染部位引流出脓液。

（2）外科手术或组织病理检查证实有感染。

（3）患者有局部疼痛或压痛、局部红肿或发热，无其他原因解释。

2. 病原学诊断临床诊断基础上，符合下述两条之一即可诊断。

(1)血液特异性病原体抗原检测阳性,或血清 ISM 抗体效价达到诊断水平,或双份血清 IgG 呈 4 倍升高。

(2)从感染部位的引流物或组织中培养出病原体。

(三)褥疮感染

褥疮感染包括:褥疮浅表部和深部组织感染。

1. 临床诊断　褥疮局部红、压痛或褥疮边缘肿胀,并有脓性分泌物。

2. 病原学诊断　临床诊断基础上,分泌物培养阳性。

(四)烧伤感染

1. 临床诊断　烧伤表面的形态或特点发生变化,如焦痂迅速分离,焦痂变成棕黑、黑或紫罗兰色,烧伤边缘水肿,同时创面有脓性分泌物或患者出现发热>38℃或低体温<36℃,合并低血压即可诊断。

2. 病原学诊断　临床诊断基础上,血液培养阳性并除外有其他部位感染或烧伤,组织活检显示微生物向邻近组织浸润。

(五)乳腺脓肿或乳腺炎

1. 临床诊断符合下述三条之一即可诊断。

(1)红、肿、热、痛等炎症表现或伴有发热,排除哺乳妇女的乳汁淤积。

(2)外科手术证实。

(3)临床医生诊断的乳腺脓肿。

2. 病原学诊断　临床诊断基础上,引流物或针吸物培养阳性。

(六)脐炎

1. 临床诊断新生儿脐部有红肿或有脓性渗出物。

2. 病原学诊断临床诊断基础上,有引流物、针吸液培养阳性或血液培养阳性(排除其他部位感染)即可诊断。

(七)婴儿脓疱病

1. 临床诊断皮肤出现脓疱或临床医生诊断为脓疱病。

2. 病原学诊断临床诊断基础上，分泌物培养阳性。

四、预防控制措施

1. 重视皮肤卫生，保持皮肤清洁；尽量避免皮肤潮湿和摩擦刺激。

2. 卧床病人加强护理措施，定期变换体位，避免局部长时间受压，防止褥疮发生。

3. 及时处理体表软组织的损伤，积极治疗皮肤病，减少抓破损伤。

4. 所有皮肤侵入性操作必须严格皮肤消毒，执行无菌操作。

第八章　侵入性操作相关感染

第一节　呼吸机相关感染

呼吸机相关感染主要是指呼吸机相关肺炎。呼吸机相关肺炎（VAP）是指应用机械通气（MV）治疗48h后或停用机械通气拔除人工气道48h内发生的肺实质的感染性炎症。其住院时间明显延长，医疗费用也随之明显提高。因此VAP越来越受到医学界关注。呼吸机相关性肺炎在临床上具有复杂而多变等特点，在病原学、诊断、治疗和预防中有其特殊性。

一、病原学

VAP病人的致病菌多以革兰阴性杆菌为主（>60%），其中铜绿假单胞菌占第一位（24.4%），其后依次为变形杆菌属、大肠埃希菌、克雷白菌属及流感嗜血杆菌；革兰阳性菌占38%左右。值得注意的是近几年来革兰阳性菌（如金黄色葡萄球菌）感染的VAP发生率增长较快。耐甲氧西林金黄色葡萄球菌（MRSA）引起的VAP比例在上升。

在过去20年间，各种病菌也发生了一定程度的变化，呼吸机相关性肺炎病原分布除与医院内肺炎有共同点外，还有其突出特点：①条件致病菌在增加，如鲍曼不动杆菌、洋葱假单胞菌、嗜麦芽窄食单胞菌以及肺炎支原体等；②常合并有厌氧菌、真菌的感染，约40%以上为多种病原体混合感染；③细菌耐药性增加、ICU机械通气病人较普通病人细菌耐药更为普遍；④治疗中常出现菌群更替，一般在开始插管机械通气前5d，致病菌主要为肺炎链球菌、流感嗜血杆菌、甲氧两林敏感金黄色葡萄球菌（MSSA），类似于社区获得性肺炎病原菌；而插管5d以后发生的肺炎，特别是先前用过抗生素的病人，其致病菌多为革兰阴性杆菌，以铜绿假单胞菌、大肠埃希菌、肠杆菌属、不动杆菌属、肺炎克雷伯菌或MRSA为主。

二、发病机制

机械通气的危重病人，机体抵抗力低下，呼吸道纤毛运动减弱易发生感染；鼻腔插管容易引起鼓膜损伤、局部继发感染；气管插管病人的声门下与气管导管气囊之间常有严重污染的积液存在，该积液如果被误吸入下呼吸道可能是病原菌重要来源。再则，外源性污染如环境、物品、呼吸机及其管路、湿化液和医务人员的手也是导致呼吸机相关性肺炎的重要原因。

三、临床表现及诊断

无典型的临床表现，机械通气病人出现以下的临床表现应考虑发生呼吸机相关性肺炎：

1. 呼吸道分泌物增多并出现脓性改变。

2. 新出现的肺部浸润、动脉氧分压下降及热性改变。

3. 无其他原因解释的临床变化，如左心衰竭、肺栓塞等。

尸检病理和临床诊断的对照研究显示，机械通气病人出现发热、脓性气道分泌物、白细胞增高和 X 线异常，诊断特异性不足 50%。诊断主要依靠临床经验、仔细体检、病原学检查及其他。呼吸机相关性肺炎的诊断标准（1993 年美国机械通气专题研讨会制订）：X 线胸片必须在建立机械通气至少 48h 后发生新的浸润影，并至少具备下列表现之一——肺炎的组织学证据；血或胸腔积液培养阳性并与气管内吸引发现的致病源一致；新的发热和白细胞增高；脓性气管吸引物。

四、预防

VAP 的发病率为 9%～68%，病死率为 24%～76%，发生 VAP 的病人在 ICU 内的平均住院时间为 21d，而不发生 VAP 的病人为 15d。VAP 病人医疗费用显著增高，因此采取有效途径预防 VAP 的发生，比较治疗尤为重要，它具有降低机械通气病人病死率，减少住院时间，减少医疗费用的重大意义。

（一）预防 VAP 的具体措施

1.一般性预防措施VAP致病菌的入侵主要是通过非严格无菌操作及医疗器械使用所致，故应强调：

（1）医护人员在接触病人和操作前后要严格洗手、戴口罩、手套，严格规范无菌操作是最有效的预防措施之一，特别是在控制耐药菌，如MRSA的暴发流行方面起着重要的作用。

（2）保持室内良好通风，对室内空气、所有可再利用物品和医疗器械定时消毒。

（3）加强ICU内感染病原监测、通报，为经验用药提供依据。

（4）减少病人外出检查、治疗次数、适时隔离某些特殊感染、耐药菌株和易感人群，减少交叉感染和感染暴发流行的发生。

2.积极使用无创通气，在急性呼吸衰竭的病人无创通气可用来替代人工气道通气避免感染并发症和气管损伤。有研究显示，经口腔插管呼吸机相关性肺炎发病率低于经鼻腔插管，故应尽量选择口腔插管。

3.减少误吸

（1）正确管理病人体位：机械通气（MV）病人的体位对误吸和VAP的发生也会产生影响。平卧位胃肠营养病人较半卧病人胃液反流增加。取半坐位（30°～45°）可将胃肠内容物误吸降到最低限度，虽然在一些非常不稳定的病人操作中有些困难，但其确实是一个简单有效的措施。

（2）声门下分泌物引流（SSD)：声门下分泌物的引流已证明是一种有效的呼吸机相关性肺炎预防方法。连续或间断地进行口咽部分泌物吸引，可避免插管病人的分泌物通过气囊造成慢性误吸。应用持续或间断的声门下分泌物引流（SSD）可减少主要由流感嗜血杆菌和革兰阳性球菌引起的早发性VAP的发生，但不改变由假单胞菌属和肠球菌属引起的肺炎。

（3）胃肠动力药物的应用：MV病人卧床时间长，多伴有胃动力障碍，而鼻胃管也削弱了食管下端括约肌的功能，使之易发生胃内容物的反流和误吸。

有研究发现红霉素可以加速MA病人胃内容物排空，防止误吸。

（4）注意纠正鼻胃管和胃肠营养所带来的误吸：鼻胃管可增加口咽部细菌定植和分泌物滞留，降低食管下端括约肌功能而增加反流和误吸，可选用小号鼻胃管或小孔径导管进行胃肠道喂养同时检查残留胃容积，防止胃过度充盈，最好胃容积1次增加150ral则终止胃肠营养。

（5）震荡和转动床的使用：使用震荡和转动床的目的在于最大限度地减少体位不变时造成的肺不张，同时促进分泌物的引流及痰液排出，减少口咽部、胃内容物误吸而致肺炎。

4.呼吸环路的正确管理

（1）呼吸环路是细菌寄居的一个重要部位，环路的污染源可来自MV病人呼吸道细菌的逆行扩散。目前主张更换时间不要短于48h的间隔，除非有肉眼可见的分泌物污染；不同病人之间使用时，则要经过高水平消毒。

（2）冷凝水是高污染物，应避免倒流入肺，加热湿化器可有效消除空气中的细菌污染，但却可产生较多的冷凝液和细菌定居，呼吸机的过滤膜要定期更换。

（3）呼吸环路串联雾化是MV病人的重要治疗装置，每24h更换雾化器以避免交叉感染；每次治疗后均应消毒冲洗，室温干燥雾化瓶；病人间不能混用同一雾化器。

（二）其他预防措施

1.合理使用抗菌药物　预防性使用抗生素预防VAP，目前已有尝试，但预防性胃肠外给予抗生素易导致细菌产生耐药性增加VAP相关病死率，现已不主张采用。

2.口咽部洁净护理　可减少分泌物淤积和微生物定植，可作为常规应用。

3.增强机体免疫力　免疫治疗可提高机体防御机制，对预防VAP有益。免疫球蛋白静脉滴注，可减少VAP的发生率，特别是革兰阴性杆菌肺炎的发生。

粒细胞集落刺激因子（GCSF）与广谱抗生素联合应用于中性粒细胞减少所致发热及感染，可缩短发热期及减少感染所致的并发症发生。

第二节　气管切开和气管插管相关感染

气管切开及气管插管是急症手术，不仅可解除喉梗阻所致的呼吸困难，而且成为呼吸衰竭、呼吸骤停、下呼吸道异物、下呼吸道分泌物阻塞及口腔、鼻、喉、头颅手术的辅助治疗措施。但由于呼吸道屏障被破坏，呼吸道与外界直接相通以及导管对呼吸道黏膜的刺激和压迫，使呼吸道防御功能降低，由此引发的气管切开创口感染、溃疡性气管炎、气管食管瘘及下呼吸道感染成为气管切开的主要并发症。

一、病原学

气管切开或气管插管相关感染的病原体有细菌、真菌及呼吸道传播的病毒，75%～90%由革兰阴性杆菌引起，其中以铜绿假单胞菌、肺炎克雷伯菌、沙雷菌属为主，而且耐药菌株居多。

二、发病机制

呼吸道的生理结构、功能受到破坏是造成医院感染的主要原因。由于气管插管、气管切开术，病人失去鼻黏膜对吸入空气进行加湿、加温和过滤功能，导致气道黏膜干燥、纤毛运动障碍，感染概率增加。另外气管插管、气管切开术后病人由于机体抵抗力降低，微生物可趁机在潮湿温暖的口腔内生长繁殖，易导致下呼吸道、肺部感染、口腔感染。

三、流行病学

机械通气并发下呼吸道感染的发生率为7%～70%，病死率可高达50%。

（一）病原体来源

气管切开感染的病原体可来自自身的皮肤、咽喉部及呼吸道菌群或原发感染灶，也　可来自被污染的导管系统、湿化装置、敷料、空气及医护人员手等外环境。

（二）感染途径

1. 口咽部定植下移　50%～70%健康人睡眠时口咽部的分泌物吸入下呼吸道。当吞咽咳嗽反射减弱或消失，如昏迷、留置胃管、气管切开者更易发生。口咽部细菌的来源，通常认为是来自外环境。近年来有关定植菌与E1咽部细菌关系的研究显示，胃内细菌的逆向定植可能是口咽部致病菌定植的重要传播途径。

2. 气溶胶吸入　除空气污染外，雾化器储水罐发生污染，带菌的雾粒可直接抵达终末支气管及肺泡。

3. 沿插管管壁与呼吸道的间隙移行　皮肤上定植有细菌，而且随住院时间延长及抗生素的应用不断发生交替。气管切口处皮肤及皮下组织损伤性渗出及水肿有利细菌的黏附，定植及沿管壁下移。

4. 直接污染　气管切开后护理不当或吸痰未按严格无菌操作直接污染呼吸道黏膜。

（三）易感因素

气管切开或气管插管病人免疫功能低下，普遍易感，特别是呼吸系统有原发感染病灶、粒细胞减少症、H_2受体阻滞剂治疗的病人更容易发生。

四、临床表现及诊断

1. 当病人出现神志改变，咳嗽加剧，痰液增多并且黏稠，呼吸频率增快，常提示有感染症状。

2. 发热。

3. 白细胞增多或减少，$>10\times10^9/L$或$<4\times10^9/L$，伴或不伴核左移。

4. 肺实变体征或闻及湿啰音。

5. 胸片提示新近出现的肺部浸润病灶或间质性病变，伴或不伴胸腔积液。

6. 实验室检查，如细菌培养、血清学检查和抗原检测可作为诊断依据。

五、预防

（一）加强病房环境管理

1. 开窗通风和空气消毒，保持空气新鲜、洁净及适当的湿度和温度。

2. 严格探视陪伴制度，减少探视人员，患有呼吸道感染疾患者不得进入病房。

（二）注意无菌操作

1. 气管切开术或气管插管时注意无菌操作，手术器械及用物严格灭菌。气管切开前需清洁颈部及胸部上方的皮肤，然后常规皮肤消毒，以防止手术过程中将体表细菌带入气管深部。

2. 在进行护理和治疗操作前后洗手，防止将手上的污染菌传播给病人。

3. 气管内导管专人专用，及时更换并进行灭菌处理；若病人分泌物较多，内管每 2～3h 更换 1 次。

4. 吸痰导管每吸 1 次更换 1 根。雾化器内储水罐中的液体一人一用，雾化器用后消毒。

5. 气管切开护理盘应每日消毒，气管套管上纱布依据情况随时更换，切口周围用乙醇消毒，保持切口清洁。

（三）减少气管黏膜的损伤

气管插管病人的咽、喉、器官黏膜损伤发生率高，损伤部位多位于气管的气囊处、气管后壁及声门下部位，采用一次性无菌气管导管，以确保材料不对气管黏膜产生化学刺激。小儿的气管插管根据不同年龄选择导管尺寸（内径）和插入深度[新生儿≤10cm，1 岁 11cm，2 岁 12cm，≥13 岁（年龄 / 2+12）cm 或（体重 / 5+12）cm]，以防损伤气管壁，造成溃疡性气管炎和气管食管瘘。

（四）正确掌握吸痰技术

1. 选择合适的吸痰管理的吸痰管应该是柔软多孔、透明和无菌的。吸痰必须达到确保病人气道通畅，无黏液滞留。

2. 保持呼吸道通畅及时、彻底地吸出气管内的分泌物，在拔除气管插管前应确认气囊上方的分泌物已被清除。

3.吸痰操作吸痰时，先轻轻地在无负压的情况下插入吸痰管，当达到一定程度后将导管退出1～2cm，避免损伤黏膜，然后一边轻轻旋转，一边慢慢退出进行吸痰。切忌采用上下多次进行吸痰，以防止损伤黏膜。

（五）减少口腔细菌的定植

1.注意病人周围环境物品及空气等的洁净度。

2.加强口腔护理，局部可涂多黏菌素、妥布霉素、制霉菌素或用0.1%呋喃西林擦洗。

3.尽量选用硫糖铝替代抗酸剂、H_2受体阻滞剂、以减轻对胃酸pH值的影响，防止胃内细菌定植及逆行，但须预防应激性溃疡。

（六）湿化用具建立消毒制度

连续使用中的氧气湿化瓶、雾化器、呼吸机等因潮湿，所以是细菌的滋生地，应定期消毒，必须终末消毒，不能交叉使用，建议使用一次性氧气湿化瓶和管道。

第三节　内镜相关感染

内镜作为一种侵入人体腔内的诊疗器械，临床应用已十分普遍，而且应用的品种也在不断增加。内镜在疾病的诊断治疗特别是疑难疾病的诊断甚至在重症病人的抢救等方面，均发挥了重大作用。由于内镜的构造精细、复杂，材料特殊，不能耐受高温高压消毒等原因，不易达到消毒灭菌要求。因内镜消毒灭菌不严、操作不当引起的相关感染亦逐渐成为被关注的问题。常见的内镜相关性感染有肺部感染、胆道感染、切口感染、尿路感染、腹腔感染、盆腔感染、菌血症、败血症、肝炎等。

一、病原学

内镜感染的病原菌分内源性感染和外源性感染。内源性感染病原菌主要包括肠球菌属、表皮葡萄球菌、大肠埃希菌等；外源性感染病原菌主要为铜绿假单胞菌、沙门菌属、分枝杆菌、幽门螺杆菌（Hp）和肝炎病毒等。内镜相关感染主要与病原体的种类、数量，内镜的构造以及清洁消毒的方法有关。

二、流行病学

（一）发病率

从国内外报道看，内镜相关感染的感染率比较低，但应注意的是，因监测不全、无症状感染、感染潜伏期长及难以追踪等因素的影响，内镜相关感染的实际感染率将更高。尽管国内关于内镜相关感染的报道罕见，但令人担忧的是国内一些学者对内镜的消毒现状调查显示，内镜的清洗消毒方法仍存在某些严重问题，内镜的污染相当严重，加上内镜应用的品种仍然以支气管镜、胃镜、结肠镜等为主，据此估计，我国内镜相关感染仍以外源性感染为主。

（二）感染途径

内镜相关感染的途径有 3 种：

1. 从受检者到受检者　受检者的自身菌在接受内镜诊治后发生菌株移位而发生感染；受检者自身的正常菌群，或急性感染微生物、慢性携带的致病微生物污染内镜，若内镜清洁消毒不当而使其他受检者感染。

2. 从受检者到医务人员　病人携带病原体的血液、唾液和分泌物等通过皮肤黏膜破损处感染医务人员。

3. 从环境到受检者　主要为易在水中繁殖的病原体，如铜绿假单胞菌、非结核分枝杆菌和肠杆菌属细菌等通过冲洗液或自动清洗机污染内镜，导致受检者感染。

（三）危险因素

1. 器械消毒不严

（1）清洗消毒不规范：对内镜消毒前的清洗不够重视，没有使用流动水清洗内镜，没有采用酶液浸泡、冲洗；致使镜钳孔细菌检出率高。

（2）消毒剂选用不当：临床上根据消毒目的不同，通常将内镜分为 3 类：

①经外科切口进入正常无菌组织的内镜，如腹腔镜、关节镜等，必须经过灭菌处理确实达到无菌后才能使用；②经自然孔道进入相对无菌区并与黏膜接触的内镜，如胃镜、喉镜、支气管镜等，必须进行高水平消毒后才能使用；③经污染孔道进入人体正常菌群定植部位的内镜，如结肠镜等，应消毒后使用。

（3）清洗消毒时间过短：由于临床病人多，而内镜的数量有限，致使前后病人检查间隙时间仅为几分钟，这是国内内镜污染最为主要的原因之一。

（4）自动清洗机污染：主要为清洗机设计与使用不当所致。

（5）消毒后再污染：因消毒后冲洗液污染或过夜前未干燥内镜的腔道，致使细菌在潮湿的内镜大量繁殖。

2.手术损伤在进行内镜诊治时，操作不慎或手术本身的损伤，使受检部位受损，可致继发感染或暂时性的菌血症。

3.宿主存在易感因素　如受检者合并糖尿病、贫血、恶性肿瘤、肝硬化等，使机体免疫功能下降，易发生感染。

三、感染诊断

接受内镜诊疗的病人，在诊疗前未有感染也不处于感染的潜伏期，而在内镜诊疗 48h 后或是自接受内镜诊疗时起超过平均潜伏期后发生的相应内镜诊疗部位、器官或系统的感染。

四、预防

（一）检查前应确定病人有无感染性疾病

内镜检查前确定有无感染性疾病是十分必要的，不但可以根据病情决定内镜冲洗及消毒时间，以防止感染他人，而且可强化术者及助手的防护意识，预防内镜从业者的感染，对被检者的血液、呕吐物及污染物做特别的处理，以防止污染的扩大。目前术前应先做肝功能、HBV、HCV 标记物检查。有条件时阳性者应使用专用内镜。有免疫缺陷的病人受感染的危险增加，内镜在使用前必须进行彻底消毒或灭菌。

（二）保持内镜室环境清洁

每日清洁消毒桌面、地面及可能被污染的物体表面，并保持良好的空气质量。

（三）做好内镜的清洁消毒

严格按照卫生部下发的《内镜清洗消毒技术操作规范（2004年版）》进行内镜的清洗消毒，保证消毒质量及活检钳和进入人体无菌组织或器官的内镜的灭菌质量。在内镜的清洁消毒时应特别注意并做到：

1. 每日做首例内镜诊疗前，必须对内镜进行重新消毒灭菌工作；

2. 在手工和自动消毒前，内镜及其所有管道必须进行精细的手工清洗；

3. 整个内镜及其所有管道的消毒必须采用高水平的消毒或灭菌；

4. 定期测定消毒液的有效浓度，以确保使用时消毒液的浓度在最低有效浓度之上；

5. 消毒后应充分冲洗内镜，以除去镜内的消毒剂；

6. 消毒后的内镜，贮藏前必须先干燥，再悬挂保存在无菌柜内。

（四）工作人员要求

做内镜治疗或手术的工作人员必须按手术室要求着装、洗手，严格执行无菌技术操作，避免污染导致的医源性感染；并按手术要求做好病人的准备，避免病人自身细菌移位导致的医院感染。

第四节　透析相关感染

透析是急慢性肾衰竭的治疗措施之一。随着透析技术的广泛应用，感染已经成为急慢性肾衰竭透析患者死亡第二位病因（平均约占死亡比例的25%）。透析分为血液透析和腹膜透析。腹膜透析所致的感染比较单一，主要是腹膜炎，腹膜炎最好的预防方法是严格无菌操作，其次是提高病人自身免疫力和改善透析液与宿主的相容性。因而本节主要讨论血液透析相关感染。

一、病原学

血液透析感染的主要病原菌是细菌，不同部位的感染病原菌有所不同：血管瘘管感染主要是葡萄球菌属；泌尿系感染以大肠埃希菌最多，除大肠埃希菌外，混合感染较多；败血症患者主要是金黄色葡萄球菌、表皮葡萄球菌和铜绿假单胞菌感染。

病毒感染也是血液透析患者引发感染的因素之一，患者易发生血源性病毒感染，如乙肝病毒、丙肝病毒、庚肝病毒、HIV 等。

二、发病机制

1.细菌常通过血管通路引起感染，血管通路感染是血液透析常见的并发症，在自身血管内瘘未形成之前，留置中心静脉导管做临时血管通路时，若护理不当或留置导管过久很容易发生感染，血管通路感染易导致败血症。

2.大多数隧道感染是由于皮肤隧道口感染处理不及时或处理不当，炎症向深部发展所致。

3.血液透析患者由于免疫功能低下及营养不良，易通过输血及血制品、血透中心的环境污染、注射器（采血或注射）、自身破损皮肤及黏膜接触，特别是患者共用物品的污染而发生血液性病毒感染，如乙型肝炎、丙型肝炎、庚型肝炎、HIV 感染。

4.由于透析患者细胞免疫功能缺陷，易并发结核感染，约 40%发生肺外结核，侵犯部位依次为：纵隔、脑膜、胸膜、肾、腹腔、肝、淋巴结。

5.此外，由于透析患者进行性尿少等原因可引起泌尿系感染，体弱和咳痰困难等多因素可致呼吸道感染。

三、感染途径

1.外瘘感染　外瘘感染是在人造动静脉短路接头处，裸露在皮肤外面。皮肤出口和导管接头处很容易感染，感染后可继发血栓形成，感染性栓子常引起败血症或败血症性肺栓塞。

2.内瘘感染　透析时需用粗针头穿刺，造成血管壁损害，加上反复穿刺，穿刺针污染，穿刺部位皮肤消毒不严等因素，均可引起感染。内瘘感染危险性比外瘘少，其后果通常是败血症或炎症性血栓形成。

3. 经皮静脉穿刺插管感染　在急性透析、慢性透析做经皮静脉穿刺插管时，病原微生物通过此途径可侵入体内，随着置管时间延长，感染机会增加。

导致感染的原因通常有：①导管本身污染，或透析连接动静脉血路时污染；②皮肤消毒不严，或导管皮肤出口污染；③透析中或拔出导管后局部没有保持无菌状态和导管留置时间过长；④血液回路感染，重复使用血路管时，消毒不严或通过血路管采血、注入药物、连接输液时被细菌污染；⑤透析器污染，透析器灭菌不当或重复使用处理不当；⑥透析水污染。

四、感染诊断

1. 血管通路感染的临床诊依据　局部皮肤（如外瘘管口或导管口）出现红肿热痛及脓性分泌物；严重者出现寒战、高热、血培养细菌阳性败血症症状。

2. 透析患者并发结核感染　有赖于临床表现疲劳、厌食、体重减轻等，以及胸部 X 光片、细菌学检测、组织活检、血清学检查、血沉、结核菌素试验予以诊断。

3. 血透并发病毒感染的诊断根据　临床有输血史、肝功能异常，病毒的血清检测。

4. 皮肤隧道口及隧道的感染一般表现　急性感染患者导管出口处疼痛，局部组织红肿、皮肤出口处溢脓，可伴有全身症状如畏寒、发热等，慢性感染者可见隧道口有肉芽组织增生且炎症持续时间大于 4 周。

五、预防

1. 透析中心内严格划分清洁区与污染区，透析室床间距最好在 1m 以上，室内保持清洁整齐，配备空气消毒或净化装置，每日进行空气消毒或净化。

2. 透析室严格控制探视和陪护人员。工作人员进入透析室应穿专用工作服，戴工作帽、口罩、换鞋。备有外出服、鞋，进出应更衣、换鞋。

3. 清洁物品与污染物品分区域放置。透析器管路和穿刺针应一次性使用。如若为限次使用的透析器，在重复使用时应贴上标签，注明日期和复用次数，并按卫生部颁发的《血液透析器复用操作规范》进行清洁消毒和灭菌。

4. 给患者做透析操作时，应严格无菌技术。各种无菌治疗盘内物品及治疗包、无菌钳等按治疗室消毒隔离制度执行。做血管通路及皮肤隧道术中止血须彻底，缝合紧密不留无效腔，术后要保持局部清洁，及时更换敷料。

5. 严格执行洗手制度，执行标准预防的原则，做各种有创操作，更换或拆卸设备以及抽血等均须戴手套，接触分泌物、排泄物和呕吐物时要戴手套。不同患者的操作应洗手换手套。

6. 加强透析液制备过程的质量监测并有记录。每月对透析用水及环境进行微生物学检测，并符合要求。

7. 对透析中出现发热反应的病人，及时进行血培养，查找感染源，采取控制措施。

8. 对病人常规进行血液净化前肝功能检查及血清病毒标志物检查。除HBsAg 阳性或 HBaAb 阳性患者外，所有透析患者均应接种乙肝疫苗。维持性血透病人均应接受乙肝疫苗注射，每两年加强接种一次。

9. 透析室工作人员应定期体检，检查肝功能及肝炎免疫学指标，必要时注射乙肝疫苗，患有感染性疾病者应暂时调离透析室工作。工作人员拿取和清洗用过的器具应戴手套、口罩，操作时注意消毒隔离，加强自身防护。

第五节　导尿相关感染

尿路感染占医院内感染的 35%～50%，导尿管、双“J”导管、肾造瘘管等长期留置体内造成感染非常普遍，而在尿路感染的病例中，70%～80%是与导尿有关，其次是经尿道器械操作及开放性手术所致，占 20%。

一、病原学

医院内尿路感染的病原菌 80%左右为革兰阴性杆菌，其中 50%以上为大肠埃希菌，其他病原菌为变形杆菌属、铜绿假单胞及克雷白菌属等。引起医院内菌尿症的革兰阴性菌多数具有多重耐药性，一旦引起菌血症或败血症，可导致中毒性休克。革兰阳性球菌感染占20%。以D群链球菌和葡萄球菌属多见。

二、发病机制

体内植入物表面生物膜（BF）是介入性医源感染的主要感染源，BF是细菌定植于体内植入物表面形成的一种复合体，由微生物、与之相连的宿主（如导尿管）、菌体产物三者共同构成，并形成膜状物包裹于植入物表面。细菌由于其黏附性而侵入并定居正常泌尿道，黏附于阴道和阴道周围上皮细胞的细菌可选择性定植于尿道口。细菌的某些其他特征在发生尿道感染中也有重要作用。如细菌的运动性使其能逆尿流上行至输尿管；革兰阴性杆菌产生的内毒素能抑制输尿管蠕动，变形杆菌等产生的尿素酶与肾盂肾炎有关。导尿或留置导尿管的病人中，20%～60%的病人有尿路感染，其中80%与导尿相关。

尿管菌尿症细菌的入侵途径主要有3个方面：①导尿时，无菌操作不严格而污染导尿管或将尿道外口周围细菌种植于膀胱；②细菌可沿导管内腔上行而感染膀胱，细菌主要来自集尿袋及收集系统，尤其见于开放式留置导尿管者；③导尿管与尿道黏膜之间存在空隙，在此间隙之间有一层较薄的尿道分泌物，细菌在黏液中生长繁殖，并上行感染膀胱。而存在于BF内的细菌可逃避抗菌药物作用，通过缓慢释放细菌引起泌尿道反复感染。

三、感染诊断

留置导尿后，病人出现尿频、尿急、尿痛等尿路刺激征状，或有下腹触痛、肾区叩痛、伴或不伴发热，或者排尿困难、血尿、尿液浑浊。但是，尿路感染的诊断，常不能依靠临床症状和体征，而要依靠实验室检查，特别是细菌学检查。凡是有真性菌尿者，均可诊断为尿路感染。

四、预防

导尿和留置导尿管所致的感染已是众所周知，虽然导尿可以给病人带来尿路感染，但导尿术毕竟是临床处理病人不可缺少的重要诊疗方法，不能因其并发症而废弃，重要的是要充分认识导尿是医院内感染的重要因素之一，应严格掌握导尿和留置导尿管的适应症，并采取措施预防导尿管所产生的尿路感染。

（一）导尿和留置导尿管所致的医院内尿路感染

因素较多且复杂，预防这类医院内尿路感染，应严格遵循下列预防的措施：

1. 严格掌握导尿和留置导尿管的适应症，除非有强烈指征，否则应尽量避免插导尿管。

2. 医务人员在进行导尿时应进行严格的无菌操作，操作或护理前后均应洗手并进行手消毒；插管时戴无菌手套。

3. 选择适合于尿道腔内径的导尿管，留置导尿管应选择二腔或三腔硅胶气囊导尿管，尽可能避免使用橡胶导尿管。应限制导尿的持续时间，尽量避免长期留置导尿管。

4. 导尿管应妥善固定，防止滑动，每日应采用适宜皮肤黏膜消毒剂如安尔碘或 0.1%新苯扎氯铵清洗尿道外口及尿道口尿管。

5. 自导尿管引流至储尿袋，应使用一次性密封式集尿系统，除因梗阻需要冲洗外，任何时候均不宜任意将引流管道与导尿管脱离，需取小量尿标本检查时，可在导尿管远端接头处用无菌注射器穿刺抽取尿液。大量尿液送检，应以无菌方法从集尿袋获取尿液；若需冲洗，可采取密封式装置，切勿使用开放式装置。

6. 应保持管道系统自由流动，无论病人处于何种体位，引流管道的任何部分的位置不能高于膀胱水平，避免导尿管和收集导管扭转，规律排空集尿袋内尿液，定期更换集尿袋。

7. 引流管道不宜太长，以病人翻身不致拉扯太紧或接头脱落为宜。导尿管和引流管及集尿袋均为一次性使用，不宜重复使用。

（二）密闭式集尿系统

近年来，密闭式引流系统连接尿道内留置导尿管已成为常规措施，尿路感染已有下降趋势。在这一密闭式集尿系统中，有人主张使用药物作为膀胱冲洗或膀胱灌注，但有些药物对膀胱黏膜有刺激或使细菌产生耐药性，反而产生更多的耐药菌株，且使用时不免会污染引流管和不能保持引流管道的密封性能。

（三）生物被膜（BF）相关尿路感染的预防

应充分重视留置导尿管所引起的BF相关的尿路感染的预防，BF内细菌生长率低、细菌释放缓慢，以凝固酶阴性葡萄球菌居多，特别是表皮葡萄球菌，其他有假丝酵母菌属和棒状杆菌属。BF内细菌以其独特的结构和代谢方式而对抗生素具有高度的耐药性。因此，应尽量避免长期留置导尿管，采取间断性导尿。多年来经验证明，多次间断导尿比留置导尿可减少50%的菌尿症。

参考文献

[1]王坤,毛阿燕,孟月莉,等.我国公共卫生体系建设发展历程、现状、问题与策略[J].中国公共卫生,2019,35(07):801-805.

[2]代涛,尤川梅,陈瑶.部分国家政府举办公立医院的经验与启示[J].中国卫生政 策研究,2009,2(08):1-6.

[3]董云萍.公立医院公益性评价及其运行机制研究[D].华中科技大学,2010. [4]王媛.山西省S市二级公立医院公共卫生服务现状研究[D].山西医科大 学,2018.

[5]张鹭鹭,王羽.医院管理学[M].北京:人民卫生出版社,2014.564-565. [6]王洁,陈洁,王文洁.公立医院提供公共卫生服务的范围和内容[J].中国卫生经济,2015,34(08):5-9.

[7]陈玲.社区基本公共卫生服务外包问题研究[D].湖南农业大学,2016. [8]王璟.发达国家公共卫生体系特点及对我国公共卫生体系改革的启示[J].医学 与社会,2005(07):25-26.

[9]熊李力.美国公共卫生体系的脆弱性体现在何处[J].人民论坛,2020(26):122-124.

[10]李陈晨,王芳,薛婉君.美国整合卫生保健主要做法及启示[J].中国卫生经济,2014,33(08):90-93.

[11]刘玉荣. 美国的公共卫生体系分析与借鉴[J]. 中外健康文摘 2013, 10(21):15—16.

[12]严晓玲,李新超,别凤赛,等.国内外公立医院公共卫生服务职能分析与政策建 议[J].中华医院管理杂志,2019(09):723-727.

[13]邵柏,黄佳礼,马赛.美英两国公共卫生突发事件预警与应对[J].中国国境卫 生检疫杂志,2004(S1):47-49.

[14]World Health Organisation(WHO).Ottawa Charter for Health Promotion, 1986.

[15] 靳清汉.澳大利亚公共卫生服务对我国卫生服务的借鉴[J].中国医院,2005(07):66-67.

[16] 刘朝杰,李伟,姚岚.澳大利亚的社区卫生服务与全科医疗对中国的影响和蕴 义[J].中国全科医学,2004(21):1545-1550.

[17] 王俊玲,刘兴荣,白天,等.新形势下公共卫生人才专业稳定性调查及策略分析[J].卫生职业教育,2018,36(04):99-101.

[18] 刘铭,孙喜琢,宫芳芳.医卫融合背景下社康中心公卫医师岗位职责探析[J].中国公共卫生管理,2021,37(02):169-171+194.

[19] 丁烨,钟要红,范春红,等.浙江省基层医疗卫生机构公共卫生人才现状及需求[J].浙江医学教育,2017,16(02):1-3.

[18] 黄清华.健康权三维理论与中国卫生体系良法善治——兼论《基本医疗卫生与 健康促进法(草案)二审稿》修改[J].中国发展,2019,19(05):70-75.

[19] 杜创.2009年新医改至今中国公共卫生体系建设历程、短板及应对[J].人民论坛,2020(Z1):78-81.

[20] 李六亿，吴安华，胡必杰.如何提升医院感染预防与控制能力.[M]北京：北京大学医学出版社.2015